乳房オンコプラスティックサージャリー 2

症例から学ぶ手術手技

編著

大阪大学形成外科　矢野健二
三重大学乳腺外科　小川朋子
横浜市立大学附属市民総合医療センター　佐武利彦

克誠堂出版

はじめに

　乳がんは女性のがん罹患率第1位を占め，若年女性が罹患するがんとして連日マスコミでも取り上げられています．乳がん治療においては，がん根治性の追求は当然ですが，乳房の整容性維持にも高い関心が寄せられています．

　ヨーロッパを中心として発展してきた乳房オンコプラスティックサージャリーは，乳がんの根治性と乳がん術後の整容性を追求する目的で生まれた手術手技です．わが国でも2013年4月に日本乳房オンコプラスティックサージャリー学会が発足し，乳腺外科医と形成外科医が一堂に会して学術集会で活発な議論がなされてきました．一方で，この領域の日本語テキストブックがなかったため2014年に『乳房オンコプラスティックサージャリー　―根治性と整容性を向上させる乳がん手術―』を上梓しました．この本によって乳房オンコプラスティック手術手技の認知度が進んだのではないかと自負しています．しかし，医学は日進月歩であり，新しい内容を含んだ，もっと実践的な手術手技書が欲しいとの声を聞きました．

　そこで今回は，典型的な症例を提示して，読者が治療方針を決定する際の良き道しるべとなる教科書を発刊したいと考えました．本書では，乳腺外科医のための乳房切除術の基礎知識や形成外科医のための二次的乳房再建術・脂肪注入の実際を新たに記載したあと，50症例の治療方針や術式について詳述しています．

　先に記した既刊「乳房オンコプラスティックサージャリー」も参考にしてほしいと思いますが，最新の内容に富んだ本書が，この分野に興味を持つ先生方の参考となり，今後の乳がん手術・乳房再建手術の飛躍に繋がれば幸いです．

2017年9月

大阪大学形成外科　矢野健二
三重大学乳腺外科　小川朋子
横浜市立大学附属市民総合医療センター形成外科　佐武利彦

もくじ

■ はじめに……iii

第1章 乳房切除術の基礎知識　　1

1 全乳房切除術
- 1) Oncology を考えた診断方法と乳房切除の根治性 …… 小川朋子 …… 2
- 2) 全摘時の皮膚切開の工夫：IMF-based incision …… 小川朋子 …… 4
- 3) 皮膚温存乳房切除術（SSM）の工夫：皮切と Goldilocks mastectomy …… 小川朋子 …… 8
- 4) 根治性と NAC 変位予防を考えた乳頭温存乳房切除術（NSM） …… 小川朋子 …… 11

2 部分切除術
- 1) 乳房温存手術と全摘再建のメリット・デメリット …… 小川朋子 …… 14
- 2) 温存術で考慮すべきことと abdominal advancement flap …… 小川朋子・野呂　綾 …… 16
- 3) 両側乳がん …… 小川朋子 …… 21

第2章 乳房再建の基本的な考えかた　　23

1 乳がん術式に応じた乳房再建術　一次再建
- 1) 部分切除術：Volume displacement technique …… 小川朋子 …… 24
- 2) 部分切除術：Volume replacement technique …… 矢野健二 …… 25
- 3) Nipple-sparing mastectomy …… 矢野健二 …… 27
- 4) Skin-sparing mastectomy …… 矢野健二 …… 30
- 5) 全乳房切除術 …… 矢野健二 …… 33

2 乳がん術式に応じた乳房再建術　二次再建
- 1) 部分切除術後 …… 矢野健二 …… 36
- 2) Nipple-sparing mastectomy 後 …… 矢野健二 …… 39
- 3) Skin-sparing mastectomy 後 …… 矢野健二 …… 41
- 4) 全乳房切除術後 …… 矢野健二 …… 42
- 5) 定型的乳房切除術後 …… 矢野健二 …… 44

3 乳頭乳輪再建 …… 矢野健二 …… 45

第3章　脂肪注入による乳房再建　　51

1 基礎編
- 1) イントロダクション　　佐武利彦・黄　聖琥　　52
- 2) 術前プランニングと手術機器　　佐武利彦・武藤真由　　54
- 3) 脂肪吸引・脂肪注入の基本手技　　佐武利彦・武藤真由　　59
- 4) 体外式乳房拡張器の併用　　佐武利彦・武藤真由　　67
- 5) 術後管理と合併症対策　　佐武利彦・菅原　順　　70

2 応用編
- 1) 皮弁・乳房インプラントによる乳房再建例への併用　　佐武利彦・武藤真由　　72
- 2) 皮下乳腺全摘術（NSM/SSM）後の乳房再建　　佐武利彦・志茂　新　　75
- 3) 全乳房切除術後の乳房再建　　佐武利彦・武藤真由　　78
- 4) 乳房温存療法後の乳房再建　　佐武利彦・武藤真由　　82
- 5) 一次再建への応用　　佐武利彦・成井一隆　　84

第4章　症例で学ぶオンコプラスティックサージャリー　　87

- case 1) 乳頭切除が必要でも，後日再建できるので，温存術も選択肢！　　小川朋子　　88
- case 2) 乳頭乳輪切除後は，人工乳頭乳輪という選択肢がある！　　小川朋子　　90
- case 3) 両側乳がんはオンコプラスティックサージャリーに最適：Part 1　　小川朋子　　92
- case 4) 両側乳がんはオンコプラスティックサージャリーに最適：Part 2　　小川朋子　　94
- case 5) 両側乳がんはオンコプラスティックサージャリーに最適：Part 3　　小川朋子　　96
- case 6) 両側乳がんはオンコプラスティックサージャリーに最適：Part 4　　小川朋子　　98
- case 7) 術後の下着の着け方はきちんと指導を　　小川朋子　　100
- case 8) 広背筋皮弁は経時的に萎縮する　　矢野健二　　102
- case 9) 乳房温存手術＋RT後は，乳頭乳輪が頭側に変位する　　矢野健二　　104
- case 10) E領域中心の乳房温存手術＋RT後の二次再建は広背筋皮弁の良い適応　　矢野健二　　106
- case 11) BD領域中心の乳房温存手術＋RT後の二次再建は広背筋皮弁の適応　　矢野健二　　108
- case 12) 広背筋皮弁の組織量不足を，脂肪注入により補充する　　冨田興一　　110
- case 13) 乳房温存手術後の乳頭乳輪変位をTEで修正する　　冨田興一　　112
- case 14) 再手術，下垂乳房，でも工夫しましょう！　　小川朋子　　114
- case 15) 乳房温存手術では，再手術になった際の術式を考慮した皮膚切開を！　　小川朋子　　118
- case 16) 皮膚切除はまず根治性を優先し，縫合を工夫して整容性の確保を　　小川朋子　　122
- case 17) 整容性の優れたNSMなら二次二期再建も整容性は良好　　小川朋子　　124
- case 18) IMF切開でNSMを行い，NACの変位を修正する　　小川朋子　　126

case 19)	断端陽性なら，インプラント入れ替え前に追加切除を！	小川朋子	128
case 20)	乳房下垂を伴うインプラント再建では，反対側乳房固定術が有効	冨田興一	130
case 21)	インプラント入れ替え時の脂肪注入は，整容性向上に有効！	矢野健二	132
case 22)	インプラント入れ替え時の脂肪注入は，二次再建でも有効！	矢野健二	134
case 23)	創縁治癒遅延をプロスタンジン軟膏＋イソジンシュガーで治癒させる	小川朋子	136
case 24)	人工物による再建での創部治癒遅延は，早期に積極的な治療を！	小川朋子	138
case 25)	抗生剤無効の TE 感染には，持続洗浄が有効	冨田興一	140
case 26)	くり返す合併症．良い状態にしてからシリコンへの入れ替えを！	小川朋子	142
case 27)	人工物による再建では，被膜拘縮などの「晩期合併症」についても必ず説明を！	小川朋子	144
case 28)	インプラント再建後の高度な被膜拘縮では，自家組織での再々建も	佐武利彦	146
case 29)	人工物による再建：下垂のない小さな乳房は良い適応だが，小さすぎる乳房は適応外	小川朋子	148
case 30)	下垂乳房の人工物による再建は手間がかかり，メンテナンスも必要	小川朋子	150
case 31)	下垂乳房の人工物再建は，かなりイメージが変わります！	小川朋子	152
case 32)	乳房切除後の一次再建では，乳房皮膚の ICG 造影検査が有効	冨田興一	154
case 33)	出産希望があり，突出して下垂のない乳房再建では，上殿部も皮弁採取部の選択肢に	佐武利彦	156
case 34)	痩せ体型でスキニーでも，殿部にはしっかりとした厚い脂肪がある	佐武利彦	158
case 35)	出産希望のある若年者で，自家組織による小さな乳房再建では，大腿部も皮弁採取部の選択肢に	佐武利彦	160
case 36)	乳房が小さい患者で下腹部皮弁で再建する場合，健側の豊胸も有用	佐武利彦	162
case 37)	腹部皮弁での再建後，対側異時乳がんの自家再建では，殿部が皮弁採取部の選択肢に	佐武利彦	164
case 38)	下腹部以外で大きな乳房を再建する場合，殿部下方から×2	佐武利彦	166
case 39)	脂肪注入のみで皮下乳腺全切除術後の再建を行う	武藤真由	168
case 40)	脂肪注入による乳房再建は，回数と時間をかけて着実に進めていく！	佐武利彦	170
case 41)	全乳房切除術後でも脂肪注入で再建できる．ただし，適応の選択は重要	武藤真由	172
case 42)	大きく下垂した乳房も脂肪注入で再建できる．健側の乳房縮小術を併用	武藤真由	174
case 43)	脂肪注入での乳房再建，健側の豊胸術も可能	佐武利彦	176
case 44)	広背筋皮弁による再建後の容量不足には，脂肪注入が有効	矢野健二	178
case 45)	DIEP flap による再建後の組織不足に，脂肪注入は有効！	矢野健二	180
case 46)	漏斗胸患者の乳房再建では，脂肪注入の併用も有効	佐武利彦	182
case 47)	自家組織乳房再建後の severe な変形に対し，体外式乳房拡張器を併用して脂肪注入を行う	武藤真由	184
case 48)	皮弁採取後のしわや陥凹変形にも，脂肪注入が有用	佐武利彦	186
case 49)	下垂が強いと自家組織再建が勧められる．しかし，合併症を起こすと整容性は不良となり頻回の修正術が必要	小川朋子	188
case 50)	自家組織再建は侵襲が大きいぶん，期待が大きくなりがち…	小川朋子	192

- ■執筆者一覧・編著者紹介 ····· 194
- ■索　引 ····· 196

第4章に登場するドクター

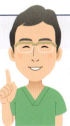

形成外科医。卒後34年，形成外科専門医。乳がん術後乳房再建を得意とする。それぞれの患者さんの乳がん術式や乳房形態に応じたオーダーメイド乳房再建を心がけている。健側の乳房形態の改善も最近興味のあるところ。

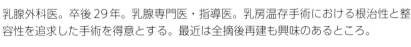

乳腺外科医。卒後29年。乳腺専門医・指導医。乳房温存手術における根治性と整容性を追求した手術を得意とする。最近は全摘後再建も興味のあるところ。

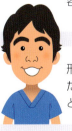

形成外科医。卒後29年。形成外科専門医。患者さんのバックグラウンドに配慮した乳房再建をいつも心がけている。穿通枝皮弁，脂肪注入など自家組織再建を得意とするが，最近の興味は再生医療，美容手術。

略 語 一 覧

AAF	abdominal advancement flap	腹部進展皮弁
Ax	axillary lymph node dissection	腋窩リンパ節郭清
Bp	partial mastectomy	乳房部分切除術
Bq	quadrantectomy	乳房扇状部分切除術■
Bt	total mastectomy	全乳房切除術■■
DCIS	ductal carcinoma in situ	非浸潤性乳管癌
DIEP flap	deep inferior epigastric artery perforator flap	深下腹壁動脈穿通枝皮弁
GAP flap	gluteal artery perforator flap	殿動脈穿通枝皮弁
ICG	indocyanine green	インドシアニングリーン
I-GAP flap	inferior gluteal artery perforator flap	下殿動脈穿通枝皮弁
IMF	inframammary fold	乳房下溝線
NAC	nipple-areola complex	乳頭乳輪複合体
NSM	nipple-sparing mastectomy	乳頭温存乳房切除術
PMT flap	posterior medial thigh perforator flap	後内側大腿穿通枝皮弁
RT	radiotherapy	放射線治療
SCIP flap	superficial circumflex iliac artery perforator flap	浅腸骨回旋動脈穿通枝皮弁
S-GAP flap	superior gluteal artery perforator flap	上殿動脈穿通枝皮弁
SIEA flap	superior inferior epigastric artery flap	浅下腹壁動脈皮弁
SLB	sentinel lymph node biopsy	センチネルリンパ節生検
SSM	skin-sparing mastectomy	皮膚温存乳房切除術, 皮下乳腺切除術
TE	tissue expanter	ティッシュ・エキスパンダー, 組織拡張器

【 本書の考えかた 】

■ 乳房扇状部分切除術の用語について

乳癌取扱い規約（第17版）では「Bq 乳房扇状部分切除術」という記載はなくなっていますが，第16版までは使用されていた単語であり，今回の提示症例の術式にも記載されていた単語であるため，使用しています。

■■ 乳房切除術の用語について

乳癌取扱い規約（第17版）ではBtは「乳房切除術」と記載されていますが，乳房部分切除術との差異がわかりやすいように，「全乳房切除術」としました。

第1章 乳房切除術の基礎知識

1. 全乳房切除術
2. 部分切除術

1. 全乳房切除術
1）Oncologyを考えた診断方法と乳房切除の根治性

小川朋子

　オンコプラスティックサージャリーは根治性と整容性の両立を目指した手術であるが、根治性の土台の上に整容性が乗っている、というのが正しい解釈である。局所再発してもいいからきれいな乳房を作って欲しい、という患者はまずいない。全摘（全乳房切除術）＋再建を希望するほぼすべての患者が、乳房温存だったら残した乳房に再発するかもしれないが、全摘したら再発しないと考えて全摘を選択しているのである。実際には全摘しても局所再発をゼロにすることはできないが、きれいな乳房を作るためには局所再発が多くなってもしかたないと思っているのなら、乳腺外科医と名乗るのはやめた方がいい。

　全摘後の局所再発は、リンパ管侵襲や皮膚・筋肉への直接浸潤が強い症例で起こる。しかし人工物による一次乳房再建を行う場合、術後照射が必要な症例は適応外なので、本来、このようなリンパ管侵襲や皮膚・筋肉への直接浸潤が強い症例は適応外となる。すなわち、人工物による一次再建を施行する症例で起こる局所再発は、腫瘍の取り残しか正常乳腺の取り残しであり、手術を行った乳腺外科医の責任である。

　一般に、多くの皮膚や皮下組織が残存しているほど人工物による乳房再建の整容性は向上するが、局所再発を来たしてしまっては意味がない。早期乳がん症例で局所再発を来たしやすい部位は、腫瘍周囲と針生検の経路および生検創である。乳房温存手術では術後残存乳房照射を行うので、腫瘍細胞の残存がわずかであれば、局所再発を来たさないかもしれない。しかし、全摘症例で、整容性を考え皮膚・皮下組織を多く残した結果、断端陽性となり、合併症や整容性低下を来たす可能性がある放射線照射を追加するというのは、本末転倒である。

　腫瘍が皮膚や筋肉に近い場合、腫瘍周囲の再発を予防するために、皮膚や筋肉の合併切除も当然考慮すべきである。また、針生検の経路や針生検の創部も可能な限り切除すべきである。実際、針生検の生検創に腫瘍細胞を認めた症例（図）や、生検創への局所再発と考えられる症例を経験している。針生検創を切除しやすくするには、どのような皮膚切開で手術を施行するかを針生検時から考え、切除可能な位置から針生検を行うのが理想である。乳頭温存乳房切除術（nipple-sparing mastectomy：NSM）を予

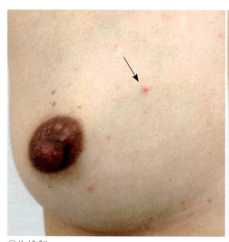
ⓐ生検創

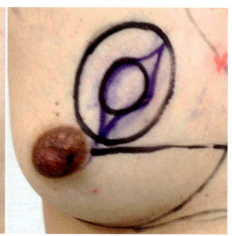
ⓑ生検創を含めた皮膚切開線

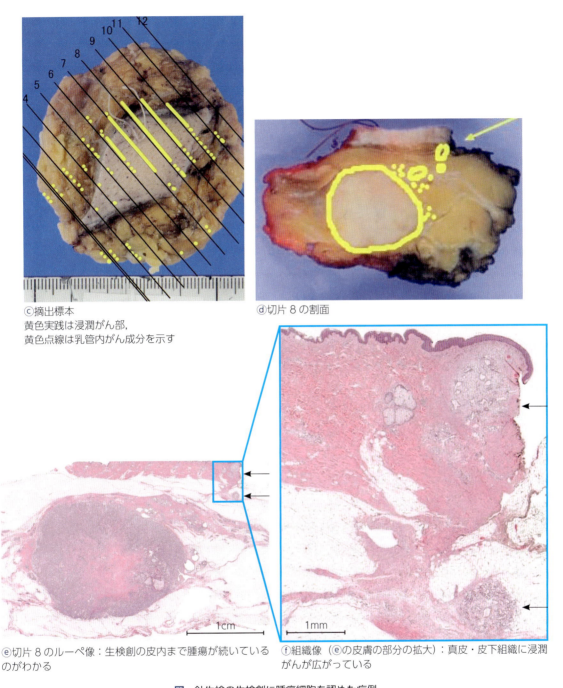

ⓒ摘出標本
黄色実践は浸潤がん部，
黄色点線は乳管内がん成分を示す

ⓓ切片8の割面

ⓔ切片8のルーペ像：生検創の皮内まで腫瘍が続いているのがわかる

ⓕ組織像（ⓔの皮膚の部分の拡大）：真皮・皮下組織に浸潤がんが広がっている

図　針生検の生検創に腫瘍細胞を認めた症例

定している場合も，乳頭乳輪複合体（nipple-areola complex：NAC）の変位を来たさないように工夫した皮膚切除を行えば，整容性を損なわないNSMは可能である（本章4）参照）。

　自施設以外で乳がんと診断されて手術のために紹介される症例もあり，実際には全例で生検創を切除することは困難であるかもしれない。しかし，本症例のように生検創が目立つような症例では，播種を来している可能性があり，極力，切除すべきである。

1. 全乳房切除術
2) 全摘時の皮膚切開の工夫：IMF-based incision

小川朋子

腫瘍径が大きく，腋窩リンパ節転移を有する症例では大きな皮膚切除を必要とすることが多いが，早期乳がんでは乳房切除は必要であっても根治性確保のために大きな皮膚切除を必要とする症例は少ない。また，全摘後に再建を行う場合，根治性に問題がなければ，皮膚・皮下組織を多く残した方が整容性は向上する。しかし，肥満症例や下垂の強い乳房で腋窩郭清を行わない場合，側胸部の余剰皮膚や脂肪が術後目立ち，患者が邪魔だと訴えることもある。したがって，根治性という意味からは切除する必要はなくても，整容性やQOLという観点から皮膚切開を工夫する必要はあると思われる。

乳房サイズが大きい症例の多い欧米では，余剰皮膚を生じさせないさまざまな皮膚切開法が工夫されており，乳房下溝線（infra mammary fold：IMF）に沿った皮膚切開（IMF-based incision）[1]もその1つである。日本人の乳房は欧米人に比し小さいが，下垂の強い乳房はめずらしくなく，術後余剰皮膚が問題となる症例は存在する。術後に余剰皮膚が予想される乳房切除において，日本人でもIMF-based incisionは有用な皮膚切開法である[2]。

SURGICAL TECHNIQUES

手術手技

【適応】

- 乳房再建の希望がなく，全摘後に皮膚の余剰が予想される症例

❶術前デザイン

まず臥位で腫瘍の位置をマークする。次に坐位で，尾側の皮膚切開線となるIMFと，IMFの位置を乳房に投影した頭側の皮膚切開線をデザインする（図1a）。再度，臥位にてこの切開線で皮膚の縫合が問題なく行えるか，確認しておく。

なお，腫瘍が上部領域で腫瘍部がIMFの位置を乳房に投影した位置よりも頭側にある場合は，腫瘍直上皮膚を切除するように頭側皮膚切開線を頭側にずらし，そのずらした長さだけ，尾側の線も頭側にずらすようにするが，皮切の外側端はIMFに収束するようにデザインする（図2a）。

❷頭側皮弁

通常通り作成し，尾側の皮弁も数cm程度作成する。センチネルリンパ節生検，乳房切除を施行し，洗浄，止血，ドレーンを留置した後，皮膚縫合に移る。

❸皮膚縫合

まず，立位で腕を下ろした状態に近くなるように，90°に開いていた腕を閉じる。この体勢でdog earができないように皮膚縫合を行うことが重要である。腕を閉じた後，埋没縫合を行う前に，絹糸で皮膚の仮縫合を行っておく。

> IMF-based incisionでは通常，尾側皮膚切開線が頭側皮膚切開線よりかなり短くなっているが，仮縫合の際，外側端から5～8cmを等距離で合わせるようにして頭側の皮膚が外側に落ち込まないようにすることで，側胸部皮膚のdog earを防ぐことができる。

内側端は数cmのみ等距離で合わせ，残りの部分で長さを調節して縫合する（図3）。手術創は長くなってしまうが，側胸部の余剰皮膚や脂肪は通常の皮膚切開法より目立たず（図1b，2b），QOL向上に役立つ。

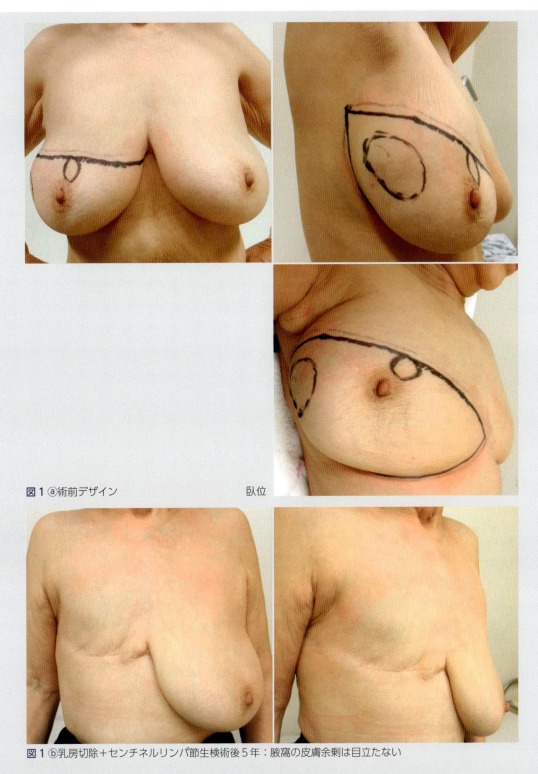

図1 ⓐ術前デザイン　　　　　　　　　臥位

図1 ⓑ乳房切除＋センチネルリンパ節生検術後5年：腋窩の皮膚余剰は目立たない

図1　IMF-based incision

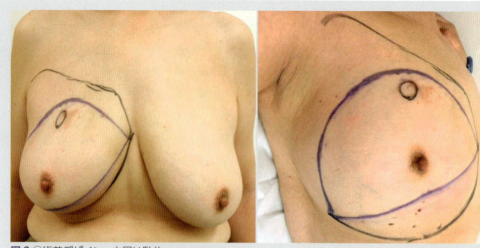

図2ⓐ術前デザイン。右図は臥位

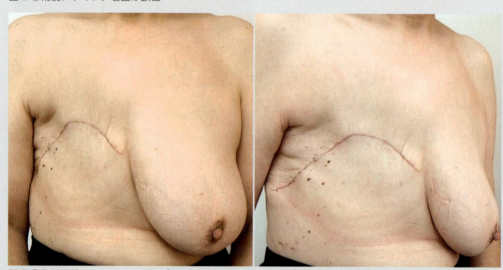

図2ⓑ乳房切除＋センチネルリンパ節生検術後4カ月：腋窩の皮膚の余剰は目立たない

図2　上部領域乳がんに対するIMF-based incision

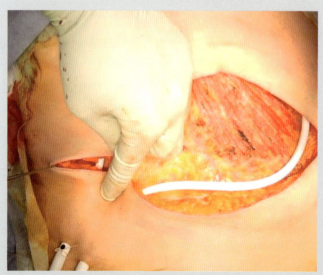

図3ⓐ　腕を閉じ、外側端にフックをかけ牽引する

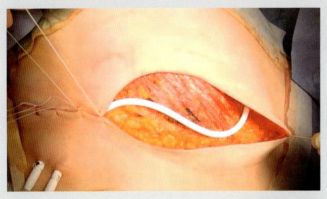

図3 ⓑ　外側端から5〜8cmを等距離で仮縫合する

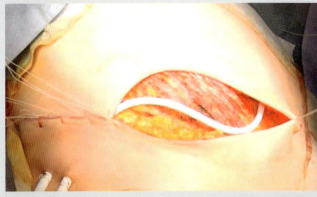

図3 ⓒ　内側端から数cmを等距離で仮縫合する

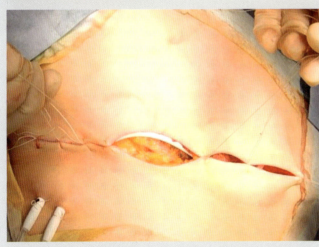

図3 ⓓ　残りの部分で長さを調節して縫合する

図3　皮膚縫合の手順

【文　献】

1) Macmillan RD: Techniques of mastectomy: tips and pitfalls. Breast Surgery (4th ed), edited by Dixon JM, pp67-76, Saunders, 2009
2) 小川朋子，花村典子，山下雅子ほか：単純乳房切除時の皮膚切開：IMF-based incisionの有用性．乳癌の臨 26：741-744, 2011

1. 全乳房切除術
3) 皮膚温存乳房切除術 (SSM) の工夫：皮切と Goldilocks mastectomy

小川朋子

　乳腺外科医は，乳房切除の際，1つの手術創で乳房切除と腋窩の手術を行おうとする傾向がある。しかし，早期乳がんで乳房再建を行う場合，根治性が確保できるのであれば，不必要な皮膚切開や皮膚切除は避けるべきである。特に人工物による乳房再建を考えた場合，乳房から腋窩につながる C' 領域は人工物ではカバーできない領域であり，この部分の皮膚・皮下組織は，根治性に問題がなければ極力温存すべきである。したがって，腫瘍直上の皮膚や乳頭乳輪複合体 (nipple-areola complex：NAC) の切除が必要な場合でも，センチネルリンパ節生検などの腋窩操作は，乳房切除の創とは分けて行う方がよい[1]。

　一方，前項で紹介したように，再建を希望しない場合は，皮膚の余剰による醜形を来たさないように工夫する必要がある。皮膚・皮下脂肪を温存した皮膚温存乳房切除術 (skin-sparing mastectomy：SSM) が可能な高度肥満症例では，欧米人の巨大乳房に対し考案された Goldilocks mastectomy[2] も選択肢の1つであると考えている[3]。Goldilocks mastectomy は SSM を行った後，余剰皮膚を脱上皮化して小さな乳房を再建するという，乳房切除と乳房再建の間に位置するような手技である。日本人では欧米人のような巨大乳房症例はまれであるが，高度肥満症例の乳房切除は経験することがあり，対象は限られるが，日本人にも有用な方法である。

SURGICAL TECHNIQUES

手術手技

【適　応】

・SSM が可能な高度肥満症例
・両側 SSM が可能で比較的乳房の大きい両側乳がん

❶術前デザイン
　身長154cm，体重112kg，BMI 47 の症例である。坐位で IMF をマークした後，臥位で腫瘍の位置をマークし，乳頭乳輪部と腫瘍直上の皮膚を切除するようにデザインする (図1)。

> 腫瘍が皮膚からかなり離れている場合は，直上皮膚は温存し，乳頭乳輪部の切除のみとする。さらにこの皮膚切除予定線の頭側ラインを IMF と交わるまでなだらかに外側・内側に延長し，皮膚切開予定線とする。

❷SSM
　皮膚切開予定線の皮膚を全層性に切開し，皮弁の作成を行い，センチネルリンパ節生検および SSM を行う (図2)。

❸皮膚切開と IMF の間の脱上皮化 (図3)
❹皮膚縫合
　吸収糸で脱上皮化した皮膚を胸壁に固定した後 (図4)，頭側皮弁と IMF を合わせて皮膚を埋没縫合し，余剰皮膚および皮下脂肪織で小さな乳房を再建する (図5)。

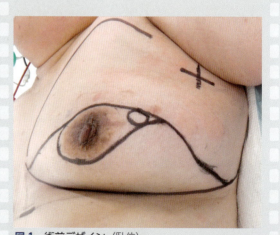

図1　術前デザイン (臥位)

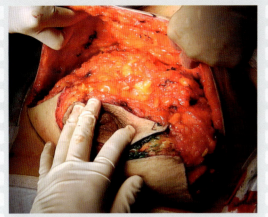

図2 SSMを施行する

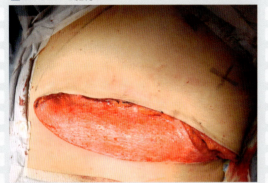

図3 皮膚切開とIMFの間の脱上皮化を行う

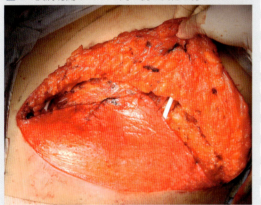

図4 吸収糸で脱上皮化した皮膚を胸壁に固定する

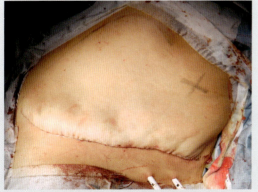

図5 皮膚を埋没縫合して手術を終了する

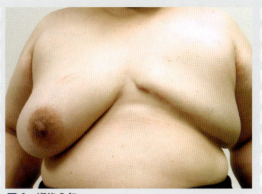

図6 術後2年

対側乳房よりサイズはかなり小さくなり，左右対称の乳房が再建できるわけではないが，通常の乳房切除よりは良好な整容性が得られる（図6，7）。

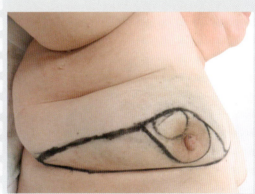

図7ⓐ 術前デザイン（臥位）

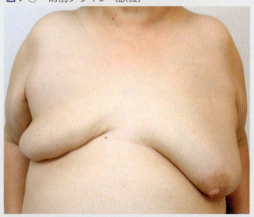

図7ⓑ 術後4年6カ月
図7 Goldilocks mastectomy（BMI 39）

また，肥満が高度でなくても両側乳がんであれば選択肢になり得る術式である（図8）。

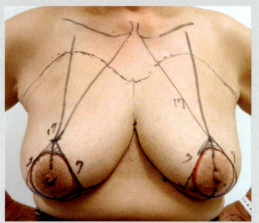

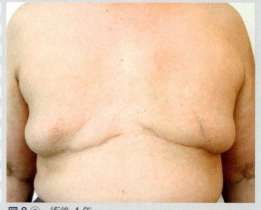

図8ⓒ　術後4年
図8　両側乳がんに対するGoldilocks mastectomy

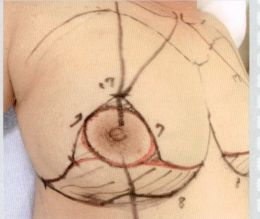

図8ⓐ　術前デザイン：高度肥満症例でないため、縮小術に準じた皮膚切開をデザイン。下図は臥位

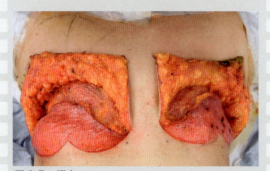

図8ⓑ　術中

【文　献】

1) 矢島和宜：1. エキスパンダー／インプラントを用いた再建　2) 一次再建. 乳房オンコプラスティックサージャリー，矢野健二ほか編，pp160-182，克誠堂出版，東京，2014

2) Richardson H, Ma G: The Goldilocks mastectomy. Int J Surg 10: 522-526, 2012

3) Ogawa T: Goldilocks mastectomy for obese Japanese females with breast ptosis. Asian J Surg 38: 232-235, 2015

1. 全乳房切除術
4）根治性とNAC変位予防を考えた乳頭温存乳房切除術（NSM）

小川朋子

　乳頭乳輪複合体（nipple-areola complex：NAC）は乳房にとって重要な部分であり，特に再建を行う場合，根治性が保たれるのであれば，NACの温存を希望する患者は多い．しかし，乳房の下部領域は厚みがあるが，乳頭温存乳房切除術（nipple-sparing mastectomy：NSM）を施行するとこの厚みがなくなり，下部領域の皮膚は余剰となるため，NACの頭側変位が起こってしまう．NACの高さが左右非対称になってしまうと，せっかく残しても患者の満足度は低い．

　乳房が非常に小さい場合は，皮切を工夫するだけでNACが左右対称となり，再建しなくても比較的良好な整容性を得ることができる（図

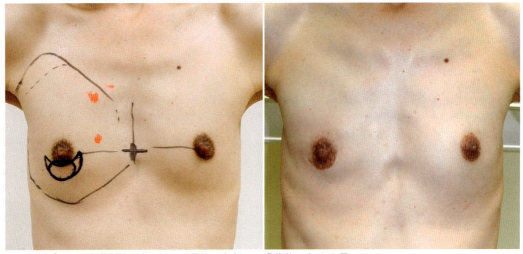

ⓐ術前デザイン：皮膚割線に沿った三日月状の皮膚切開をデザインする　　ⓑ術後4年2カ月

図1　乳房が非常に小さい場合は，NAC変位を予防するだけで整容性は良好（右BD領域乳がん）

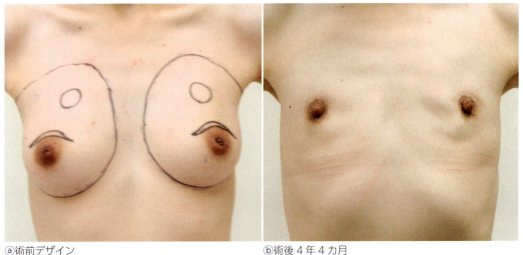

ⓐ術前デザイン　　ⓑ術後4年4カ月

図2　両側乳がんでは，再建なしの両側NSMも選択肢（両側A領域乳がん）

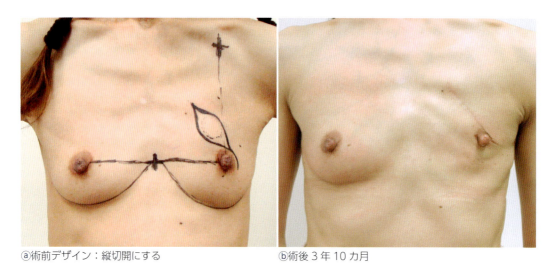

ⓐ術前デザイン：縦切開にする　　　　　　　　ⓑ術後3年10カ月

図3　上部領域では，縦切開でNAC変位が予防可能（左A領域乳がん）

1）。また，両側MRI検査が普及したことにより，片側の乳がん術前に対側乳がんが発見され，両側同時に手術を行う機会が増加しているが，極小サイズでなくても両側乳がんであれば，再建なしの両側NSMで比較的良好な整容性を得ることが可能である[1]（図2）。

一方，再建の有無にかかわらず，せっかくNSMを行っても皮膚に局所再発を起こしてしまっては本末転倒である。NACへ再発を起こさないように症例を選択することはもちろんであるが，NSM時に根治性を意識すべき部位は，腫瘍直上皮膚と生検創である。本章1）でも述べたが，生検創は可能な限り切除すべきであり，そのためには切除可能な位置から針生検を施行するのが理想である。整容性の観点からNACの頭側変位を起こさない皮切を考え，根治性の観点から予定した皮切部位から針生検を行えば，まさしくオンコプラスティックサージャリーといえるであろう。

直上皮膚切除が必要な症例でNACの頭側変位を来さないようにするためには，上部領域では縦切開（図3），外側領域も縦切開で外側の皮膚を利用（図4），下部領域では皮膚割線に沿った三日月状の切開（図1）が軽度の下垂乳房では有用である。また，直上皮膚切除が必要でない場合は，IMF incisionでNSMを施行しておくと，多少，ティッシュ・エキスパンダー（tissue expander：TE）拡張時にNACの上方変位を認めても，シリコンへの入れ替え時にNACの位置を尾側へ修正することが可能である（図5）。

なお，内視鏡などを使用せずに，傍乳輪やIMF上の比較的小さな切開創で手術を行う場合，乳頭より頭側の大胸筋前面の剥離は，センチネルリンパ節生検を施行する腋窩の小切開創から行っておくと，その後の手技が比較的容易に施行できる[1]。腋窩の小切開創から大胸筋前面の剥離を行う手技は，内視鏡下皮下乳腺全摘術で用いられる手技[2]であるが，操作に慣れれば，ライトガイド付きレトラクター[3]による視野確保のみでNACの高さまでの剥離が可能である。

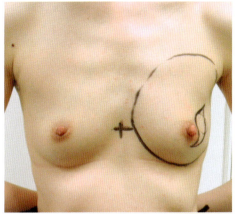

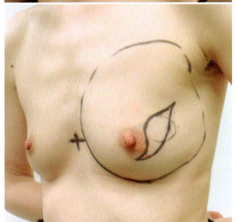

ⓐ術前デザイン：縦切開のデザイン

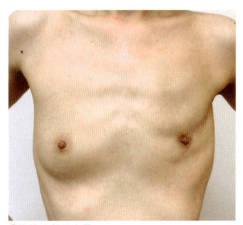

ⓑ術後4年7カ月

図4 縦切開で外側の皮膚を利用する
（左C領域乳がん）

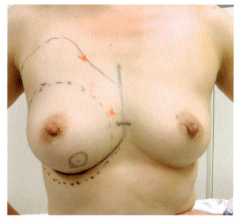

ⓐ術前デザイン

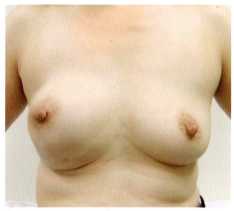

ⓑ TE拡張後：NACが頭側へ変位している

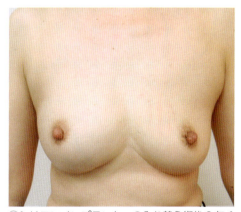

ⓒシリコンインプラントへの入れ替え術後3年6カ月：NACの頭側変位は修正されている

図5 IMF incisionでNSMを施行する
（右乳がん NSM＋TE再建）

【文　献】

1) 小川朋子，花村典子，山下雅子ほか：同時性両側乳癌に対し傍乳輪三日月切開乳頭乳輪温存皮下乳腺全摘術を施行した2例．乳癌の臨 26：109-112, 2011
2) 福間英祐，和田守憲二：原発乳癌の治療：乳癌に対する内視鏡手術（解説）．別冊医のあゆみ　乳腺疾患 state of arts, 伊藤良則ほか編, pp219-221, 医歯薬出版, 東京, 2004
3) 小川朋子：Preoperative & intra-operative planning. 乳房オンコプラスティックサージャリー, 矢野健二ほか編, pp14-16, 克誠堂出版, 東京, 2014

第1章　乳房切除術の基礎知識 | 13

2. 部分切除術
1) 乳房温存手術と全摘再建のメリット・デメリット

小川朋子

早期乳がんの乳房に対する手術は，乳房温存，乳房切除，乳房全摘＋人工物再建，乳房全摘＋自家組織再建など，非常に多様化した。根治性が確保できる術式を選択することは当然であるが，そのうえで患者にどの術式を選択してもらうかについては，それぞれの術式のメリット・デメリット（表）をしっかり説明することが必要である。

乳房温存手術のメリット・デメリット

自家組織なので，柔らかい，暖かい，動きがある，外観が良い，補正下着が必要ないなどが考えられる。デメリットは再手術の可能性がある，照射が必要，局所再発の可能性がある，などが挙げられる。

再建を行わない乳房切除のメリット・デメリット

照射の必要が少ない，再手術の必要がない，局所再発が少ない，再建による合併症がない，経時的な変化がないなどが考えられ，デメリットは外観が良くない，補正下着が必要，などが挙げられる。

乳房全摘＋人工物再建のメリット・デメリット

照射の必要がない，局所再発が少ない，外観が良い，補正下着が必要ない，などが考えられる。デメリットは，硬く冷たい，動かない，再建による合併症が起こる可能性がある，下垂乳房や非常に小さい乳房においては左右対称の乳房再建は対側乳房の手術（対側の挙上術や豊胸術）を追加しないと困難，経時的な変化がある（被膜拘縮による変化や，対側乳房は下垂するが再建乳房は下垂しないので経時的に左右差が出現），通常手術は2回必要（二期再建の場合），メンテナンスが必要（インプラント破損による入れ替えなど），などが挙げられる。

乳房全摘＋自家組織再建のメリット・デメリット

柔らかい，暖かい，動きがある，照射の必要がない，局所再発が少ない，外観が良い，補正下着が必要ない，などが考えられる。デメリットは，手術の侵襲・負担が大きい，再建による合併症が起こる可能性がある，同じ部位からの皮弁採取は一度だけである，再手術時は皮弁も失う可能性がある，などが挙げられる。

表　術式によるメリット・デメリットの比較

	温存	全摘（再建なし）	全摘再建（人工物）	全摘再建（自家組織）
メリット	・柔らかい ・暖かい ・動きがある ・外観の良さ ・補正下着が必要ない	・照射なし ・再手術（−） ・局所再発（−） ・再建による合併症（−） ・経時的な変化（−）	・照射なし ・局所再発（−） ・外観の良さ ・補正下着が必要ない	・柔らかい ・暖かい ・動きがある ・照射なし ・局所再発（−） ・外観の良さ ・補正下着が必要ない
デメリット	・再手術の可能性（＋） ・照射（＋） ・局所再発の可能性（＋）	・外観不良 ・補正下着が必要	・硬い ・冷たい ・動かない ・再建による合併症（＋） ・下垂乳房や非常に小さい乳房は再建困難 ・経時的な変化（＋） ・通常手術は2回必要 ・メンテナンス必要	・手術の侵襲・負担が大きい ・再建による合併症（＋） ・同じ部位からの皮弁採取は一度だけ ・再手術時は皮弁も失う可能性（＋）

乳腺外科医がまずすべきこと
- 15％程度までの切除であれば乳房温存手術できれいな乳房を形成できる手技を習得すること
- 全摘するのであれば，局所再発を来たさない全摘を行い，かつ再建について適切な情報を患者に提供すること

　全摘しなければいけない状態であれば再建してほぼ対称な乳房を手に入れることは非常に意味があるが，十分乳房温存できる人に全摘＋再建を勧めるかは疑問である。どの方法にもメリット・デメリットがあることをしっかり認識したうえで，根治性と整容性を追求し，患者とともに術式選択を考えていく姿勢が重要である。

2. 部分切除術
2）温存術で考慮すべきことと abdominal advancement flap

小川朋子，野呂　綾

乳房温存手術のオンコプラスティックサージャリーで考慮すべきこと[1]やさまざまな手技[2]については，前著である『乳房オンコプラスティックサージャリー』に詳細を記載したので，参照していただきたい。

前著において volume replacement technique の1つとして紹介した abdominal advancement flap（AAF）[3]〜[6]は，本来の IMF より尾側の皮膚・皮下組織を頭側に引き上げて，下部〜外側領域のボリューム補填に用いる手技である。得られるボリュームは少ないが，合併症が少なくドナーサイトへの負担も少ない volume replacement technique であり，volume displacement technique と組み合わせることも可能な応用範囲の広い手技である[5][6]。しかし，AAF を用いてより美しい乳房を形成するためには，いくつかの工夫が必要である。

AAF を用いた乳房温存手術の工夫

工夫には，次の5点が挙げられる。
1. 皮膚切開の工夫
   ・十分な視野を確保できるデザイン
   ・切除する皮膚は AAF のラインと平行
2. 確実な新しい IMF（neo-IMF）の作成
3. 側胸部の皮膚・皮下組織の利用
4. 乳房下部の局面形成
5. 深く鋭角な neo-IMF の作成

1. 皮膚切開の工夫

●十分な視野を確保できるデザイン

症例（図1）は，round block technique に AAF を併用した症例で，術後，乳頭乳輪が血流不全で一部壊死したため，整容性不良となった。本症例では round block technique の赤で示した創のみから，乳房部分切除と AAF 作成を行った。創が小さく，AAF 作成時に，視野を確保するために創を

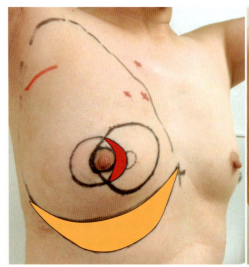
ⓐデザイン：傍乳輪の赤い三日月部からオレンジ色の AAF を作成する

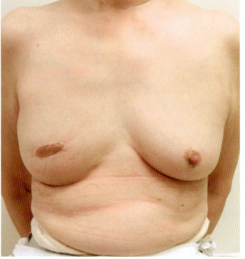
ⓑ術後：Round block technique+AAF による乳房温存手術後に血流不全で乳頭乳輪が一部壊死して整容性不良となった

図1　手術創が小さく術後乳頭乳輪壊死を来たした症例

強く牽引したことが，乳頭乳輪の壊死につながったと考えられた．すなわち，AAFを施行する場合は，十分な視野が確保できる皮膚切開線をデザインすることが必要である．

● 切除する皮膚はAAFのラインと平行

AAFでは皮膚を引き上げるため，皮膚の補填も可能だが，皮膚切除のラインとAAFで引き上げる皮膚のラインが異なると，余剰皮膚がしわとなり，整容性を損なうことになる．したがって，皮膚切開線とAAFのラインは平行に近くなるようにデザインする（図2）．

2. 確実な新しいIMF（neo-IMF）の作成[3]

AAFの作成には，あらたにIMFとなる部分（neo-IMF）の真皮に確実に糸をかけて，皮膚と皮下組織をしっかり引き上げ，胸壁に固定する必要がある．しかし，厚いflapの内側から

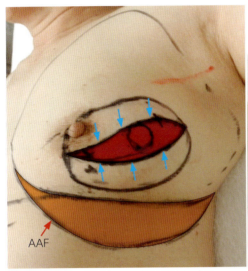

ⓐ術前デザイン（臥位）：腫瘍直上皮膚切除の皮膚切開線（→）とAAFのライン（→）がほぼ平行になるようにデザインする

ⓑ術後2年2カ月

図2 切除する皮膚はAAFのラインと平行にする

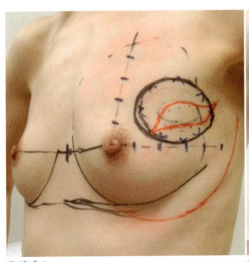

ⓐデザイン

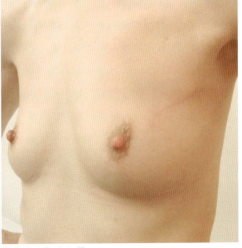

ⓑ術後1年8カ月

図3 側胸部の皮膚・皮下組織もadvanceして利用する

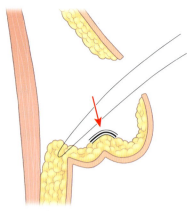
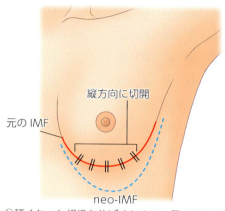

ⓐ IMFの皮下が線維化して硬くなっている症例では，flapを引き上げても元のIMFのラインが伸びず，凹みを作ってしまう

ⓑ硬くなった組織を伸ばすために，元のIMFの線維を縦方向に複数箇所，切開する

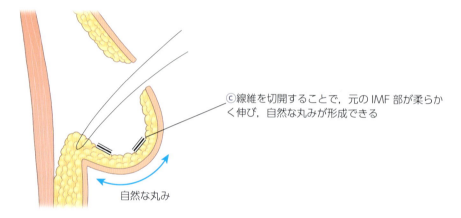

ⓒ線維を切開することで，元のIMF部が柔らかく伸び，自然な丸みが形成できる

図4　乳房下部領域に自然な丸みをつくる

予定したneo-IMFの真皮にしっかり糸をかけることは困難である。

　この対策として，皮膚の外側から21ゲージ針を通し，内側から吸収糸を通して，真皮ぎりぎりまでこの21ゲージ針を引き抜き，5mm程度真皮内を進めて，内側へ差し戻す，という方法を用いることで，予定したneo-IMFの真皮に確実に糸をかけることができる（前著「乳房オンコプラスティックサージャリー」に詳細に記載）。

3．側胸部の皮膚・皮下組織の利用

　外側領域の大きな欠損には，AAF，すなわち上腹部の皮膚・皮下組織だけでなく，側胸部の皮膚・皮下組織も用いることができる（図3）。

AAFは，flapをしっかり引き上げるために，可能であれば肋骨骨膜まで糸をかけて胸壁固定した方がよい。しかし，乳房外側では，前鋸筋や大胸筋に軽く固定するだけで自然なラインを作成することができる。

4．乳房下部の局面形成

　下垂の強い症例では，元のIMFの皮下に線維化した層があり，硬くしっかりしたラインを形成している場合がある。このような症例は，flapを引き上げただけでは，元のIMFのラインが残って凹みを作ってしまう（図4ⓐ）。乳房下部領域の自然な丸みを作るためには，この線維の層を縦方向に複数箇所切開して（図4ⓑ），やわらかく伸びるようにする必要がある

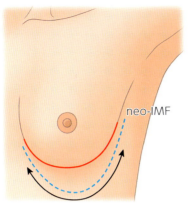
ⓐ neo-IMF となる部分の皮下組織が厚い症例では，この部分で折れ返りやすいように，neo-IMF の皮下組織に横方向の切開を入れ，皮下組織を薄くする

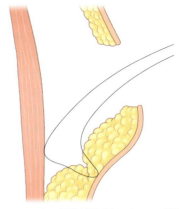
ⓑ切開を入れ，皮下組織が薄くなった neo-IMF の真皮層にしっかりと糸をかける

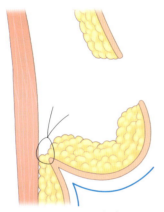
ⓒ胸壁へしっかりと固定し，鋭角な neo-IMF を作成する

図 5 深く鋭角な neo-IMF を作成する

（図 4 ⓒ）。

5．深く鋭角な neo-IMF の作成

neo-IMF となる部分の皮下組織が厚い場合は，flap を引き上げて固定しても，鈍な折れ返りとなってしまうことがある。neo-IMF となる皮下組織に横方向に切開を入れて（図 5 ⓐ），neo-IMF 部の皮下組織を薄くし，折れ返りやすくなるようにしたうえで，しっかりと真皮層に糸をかけ（図 5 ⓑ），胸壁へ固定すると，鋭角な neo-IMF を作成することができる（図 5 ⓒ）。

AAF は単純な手技であり，得られるボリュームもあまり多くはないが，作成する際にさまざまな工夫を加えることで，より良好な整容性を得ることができる（図 6）。

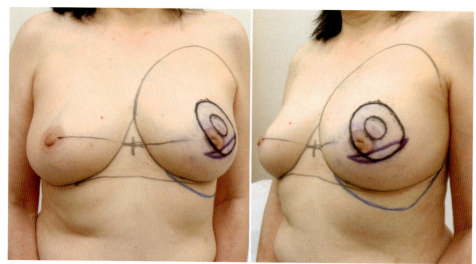

ⓐ術前デザイン：針生検創を切除する皮膚切開での AAF を用いた乳房温存手術。皮膚切除の方向と AAF の方向はほぼ平行とし，良好な視野が得られるように皮膚切開も大きめにデザインした

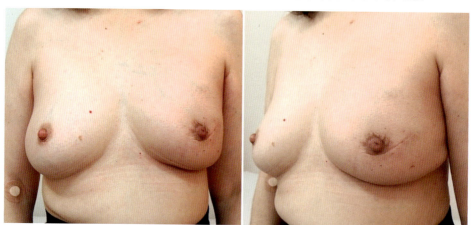

ⓑ術後 4 カ月：IMF の硬い線維組織を縦方向に数カ所切開したことで乳房下部が自然な丸みになっており，neo-IMF の皮下組織を横に切開したことで鋭角な neo-IMF が形成されている

図 6 AAF の工夫を行った代表的症例

【文 献】

1) 小川朋子，座波久光：Oncoplastic breast surgery. 乳房オンコプラスティックサージャリー，矢野健二ほか編，pp12-19，克誠堂出版，東京，2014
2) 小川朋子，座波久光，矢野健二ほか：乳房温存術と oncoplastic surgery. 乳房オンコプラスティックサージャリー，矢野健二ほか編，pp21-154，克誠堂出版，東京，2014
3) 小川朋子：Abdominal advancement flap. 乳房オンコプラスティックサージャリー，矢野健二ほか編，pp86-91，克誠堂出版，東京，2014
4) Ogawa T, Hanamura N, Yamashita M, et al: Abdominal advancement flap as oncoplastic breast conservation; report of seven cases and their cosmetic results. J Breast Cancer 16: 236-243, 2013
5) 小川朋子，花村典子，山下雅子ほか：Racquet mammoplasty と abdominal advancement flap を組み合わせた oncoplastic surgery. 乳癌の臨 28: 207-212, 2013
6) Ogawa T, Hanamura N: Oncoplastic surgery combining abdominal advancement flaps with volume displacement techniques to breast-conserving surgery for small-to medium-sized breasts. Breast Cancer 23: 932-938, 2016

2. 部分切除術
3）両側乳がん

小川朋子

片側の乳がんに対して乳房縮小術を応用した手技を施行した場合，左右の対称性を得るため健側の乳房に対しても同様の手技を施行するというのが，欧米では一般的である。しかし，日

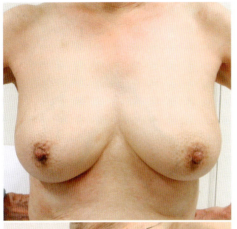
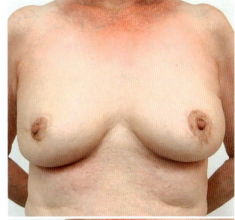
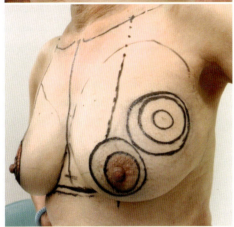

左デザイン（round block technique）

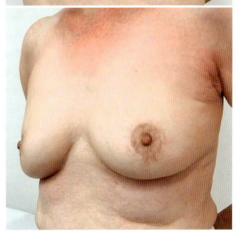
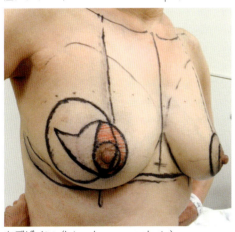

右デザイン（lateral mammaplasty）
ⓐ術前

ⓑ術後 3 年 9 カ月

図　NAC-recentralization の手技を併用した代表的症例

本では健側乳房の手術は自費となることや，健常な乳房にメスを入れることを好まない人が多いこともあり，健側の縮小術を受ける人は少ない。一方，乳房画像診断の進歩に伴い，片側乳がんの術前検査時に対側乳がんが発見され，両側同時に乳がん手術を受けなければならない患者は増えている。

乳房温存手術では腫瘍から1〜2cmの断端を確保した乳房部分切除を行うのが通常である。しかし，両側乳がんの場合は，腫瘍の大きさにかかわらず，切除範囲を左右ほぼ対称となるようにデザインしたり，対称性を維持できる乳房形成の方法を行えば，容易に良好な整容性を得ることができる。

手技上の工夫

● 腫瘍の位置がほぼ同じ領域の場合

特別な手技を加えなくても，切除範囲を両側同等にするだけで良好な整容性が得られる（第4章case 3）。また，上部領域にある腫瘍であれば，複雑な縮小術を施行しなくても，傍乳輪切開を工夫するシンプルな方法で両側乳頭乳輪の挙上を行うことができる（第4章case 4)[1]。両側同時に乳がんと診断されることは大変なストレスであるが，術後，術前よりきれいな乳房になることは患者の乳がん治療のストレスを和らげることにも役立つ。

● 腫瘍の部位が異なる両側乳がんで乳房温存手術を行う場合

単に切除量を両側同等にするだけでは良好な整容性は得られないが，NAC-recentralizationの手技（round block technique[2]，lateral mammaplasty[3]，medial mammaplasty[4]など）を併用することで良好な整容性を得ることができる（図）。ただし，複雑な手技は合併症のリスクが高くなるので，手技を選択する時の原則は"Simple is best"である（第4章case 5）。

乳房温存療法が標準治療となって久しいので，温存療法後の異時性両側乳がんを経験する機会も増加した。最初の手術で変形のない乳房温存療法が行われていれば，対側乳がんになった際，volume displacement techniqueを用いることで，術前より整容性を向上させることが可能である（第4章case 6）。

両側乳がんでどのような手術を選択するのかは，乳腺外科医の創造性が試される。

【文 献】

1) 小川朋子，花村典子，山下雅子ほか：両側上部領域乳癌に対し真皮脂肪乳腺弁を用いて乳房形成を行った1例．乳癌の臨 28：435-439，2013
2) 小川朋子：Round block technique. 乳房オンコプラスティックサージャリー，矢野健二ほか編，pp37-45，克誠堂出版，東京，2014
3) 小川朋子：Lateral mammaplasty. 乳房オンコプラスティックサージャリー，矢野健二ほか編，pp46-51，克誠堂出版，東京，2014
4) 小川朋子：Medial mammaplasty. 乳房オンコプラスティックサージャリー，矢野健二ほか編，pp52-59，克誠堂出版，東京，2014

第2章 乳房再建の基本的な考えかた

1 乳がん術式に応じた乳房再建術　一次再建
2 乳がん術式に応じた乳房再建術　二次再建
3 乳頭乳輪再建

1. 乳がん術式に応じた乳房再建術　一次再建
1）部分切除術：Volume displacement technique

小川朋子

乳房温存手術は，乳房の形が温存されてこそ乳房温存手術といえるのであり，乳房部分切除を行い乳房が大きく変形してしまっては，乳房温存手術とはいえない。ここでは，乳房部分切除後に乳房の形を形成することを乳房再建と呼ぶこととする。

部分切除の乳房再建

乳房部分切除後の乳房再建は，乳房内組織のみで乳房形成を行う volume displacement technique と，乳房外の組織を用いて乳房形成を行う volume replacement technique に大別される。全乳房切除術後の再建では，乳がん手術と同時に行う一次再建，乳がん術後しばらく経過してから行う二次再建のそれぞれにメリット・デメリットがあり，患者が再建を迷っている場合，無理に一次再建を施行する必要はない。しかし，部分切除後は，残存乳房に照射が行われているなど，二次再建はかなり条件が悪くなるため，基本的に一次再建である。二次再建を行う場合でも，照射された残存乳房組織を使用することは困難なので，volume displacement technique を用いることはまずない。

再建の実際

Volume displacement technique は乳房内組織のみで乳房形成を行う手技であるので，当然，乳房サイズは小さくなる。しかし，乳房のサイズに多少左右差が生じても，乳房の変形がなければ，患者の満足度は比較的高い。一方，小さな欠損で乳房サイズの左右差はあまりなくても，NAC の変位や皮膚のひきつれなどが生じると患者の満足度は低くなってしまう。したがって，たとえ小さな部分切除であっても，生じた欠損部をどのように充填するかは非常に重要である。

Volume displacement technique で再建する場合，切除範囲も大きく関係する。同じ腫瘍径でも，確保する断端を少なくすれば切除範囲は小さくなるが，断端陽性で再手術になる可能性が高くなる。逆に断端を多く確保すると断端陽性による再手術の可能性は低くなるが，大きな欠損となり，さまざまな手技を駆使しないと良好な整容性が得られない。できるだけ小さく切除し，周囲を適切に授動・縫合するだけで欠損部を埋め，断端陽性となった時に大きな切除＋複雑な手技を用いて乳房を再建するという考えもある。しかし，2回目の手術が必ずしも行いやすいわけではないので，実際には，症例ごとに適切な方法を考えていくこととなる。いずれにしても，volume displacement technique で一次再建を行う場合，乳腺外科医が関与することが非常に多いので，乳腺外科医は volume displacement technique を熟知・習得しておくべきである。

乳房温存手術におけるオンコプラスティックサージャリーで考慮すべきこと[1]や，さまざまな volume displacement technique[2] については，前著「乳房オンコプラスティックサージャリー」に詳細を記載したので，ぜひ参照していただきたい。

【文　献】

1) 小川朋子，座波久光：Oncoplastic breast surgery. 乳房オンコプラスティックサージャリー，矢野健二ほか編，pp12-19，克誠堂出版，東京，2014
2) 小川朋子，座波久光，矢野健二：Volume displacement technique. 乳房オンコプラスティックサージャリー，矢野健二ほか編，pp22-85，克誠堂出版，東京，2014

1. 乳がん術式に応じた乳房再建術　一次再建
2）部分切除術：Volume replacement technique

矢野健二

概　念

乳房部分切除術は，その切除法により以下の3種類に分類されている。

①腫瘍切除術：視診・触診で明らかながん遺残がないように腫瘍のみを切除する方法である。ほとんど再建はいらず，整容的には最も優れている。しかし，取り残しや再発が多いとされている
②乳房円状部分切除術：腫瘍周囲に1〜2cmの正常乳腺組織を付けて円状に切除する方法
③乳房扇状部分切除術：腫瘍から2cm以上離して乳頭を中心に扇状に切除する方法

以上のような方法が乳房温存手術として一般的に行われている手技であるが，乳房再建を前提として行う場合は上記のような定義に従う必要はない。取り残しや再発を生じないように大きな切除を行い，場合によっては乳腺の1/2の切除となることもある。しかし，いずれの方法も乳腺は残存するため術後の放射線療法は原則として行う。

自家組織による再建

乳房部分切除術のvolume replacementによる再建手術は，自家組織を用いて行われる。最も使いやすく頻用される再建材料は広背筋皮弁である[1)2)]。

広背筋皮弁による乳房温存手術に対する再建は，切除する乳房の大きさ，腫瘍の占拠部位，皮下脂肪量，乳房の大きさなどにより若干再建手技が異なる。乳がんの占拠部位による再建方法の相違については前書で詳述しているので本書では割愛する。広背筋皮弁以外では，肋間動脈穿通枝や胸背動脈穿通枝を用いた穿通枝皮弁もよく用いられる[3)]。

手技上の工夫

● 広背筋皮弁は術後廃用性萎縮や放射線の影響で容量が減少する

　広背筋皮弁は術後に容量が減少するためそれを考慮して大きめに充填する必要がある。乳房切除量の通常50％増を目指して充填する（図，表）。内側や尾側など最も遠位の部位では目的とする容量を充填するのが困難な場合がある。

● 容量が減少した広背筋皮弁の修正

　広背筋皮弁の萎縮や健側乳房の増大により再建術後に非対称が生じた場合は，脂肪注入により修正することが可能である。詳細は，第4章(症例)で述べる。

【文　献】

1) 矢野健二：乳がん術後一期的乳房再建術―乳がん術式に応じた乳房再建のテクニック―．克誠堂出版，東京，pp1-205, 2007
2) Sternberg EG, Perdikis G, McLaughlin SA, et al: Latissimus dorsi flap remains an excellent choice for breast reconstruction. Ann Plast Surg 56:31-35, 2006
3) Munhoz AM, Montag E, Arruda E, et al: Immediate conservative breast surgery reconstruction with perforator flaps: new challenges in the era of partial mastectomy reconstruction? Breast 20: 233-240, 2011

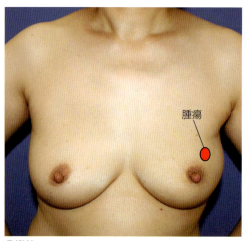
ⓐ 術前

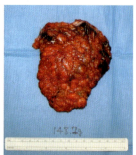
ⓑ 切除乳腺量：148.2g

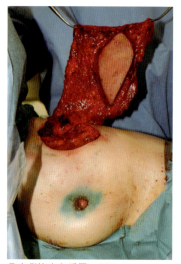
ⓒ 広背筋皮弁重量：222.6g，
重量比：222.6/148.2＝1.52

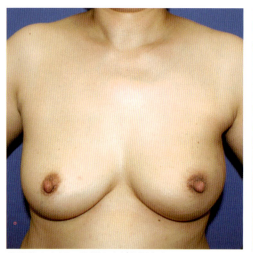
ⓓ 術後6カ月：患側の方が若干大きい

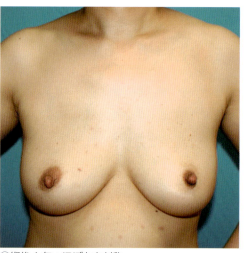
ⓔ 術後1年：ほぼ左右対称

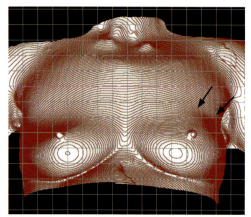
ⓕ 3D画像：➡部分の容積が足りないことがわかる

図　3D画像を用いた広背筋皮弁術後萎縮量の計測

表　各部位の組織量		
部位	右乳房（ml）	左乳房（ml）
全体	353.5	349.3
A	58.1	60.9
B	78.1	79.7
C	63.6	74
D	153.8	134.7
Width	177	171
Height	147	149
Projection	65	60
広背筋皮弁萎縮量： 222.6 − 148.2 ＋（353.5 − 349.3）＝ 78.6（g） 広背筋皮弁萎縮率：78.6/222.6 ＝ 35.3%		

1. 乳がん術式に応じた乳房再建術　一次再建
3) Nipple-sparing mastectomy

矢野健二

概　念

　乳頭温存乳房切除術（nipple-sparing mastectomy：NSM）は，乳頭乳輪を含む乳房皮膚は温存し，乳がんを含む乳腺だけを切除する乳がん手術である[1]。この術式は乳房再建を前提とした乳がん手術であり，切除乳腺の代わりに同等量の自家組織や乳房インプラントを挿入すれば再建可能である（図1）。

自家組織による再建

　通常，自家組織としては，広背筋皮弁，腹直筋皮弁，遊離深下腹壁動脈穿通枝皮弁（DIEP flap）が使用される[2]。比較的小さい乳房であれば広背筋皮弁が，大きな容量が必要な場合には腹直筋皮弁やDIEP flapが適応となる。乳腺組織を切除した皮下ポケットに切除量と同等量の自家組織を挿入するだけで良好な乳房形態が再現できる。自家組織による再建の場合には，術直後に皮下に切除と同等量の自家組織が挿入されるため乳頭乳輪の頭側変位は起こりにくい。

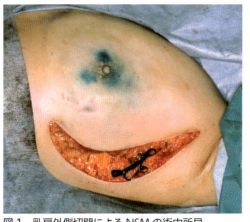

図1　乳房外側切開によるNSMの術中所見
（左乳がん症例）

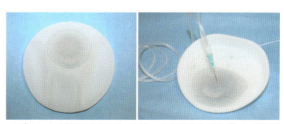

マグネットが埋入されているドームの部分に注射針を刺して生食を注入する
図2　乳房再建用TE

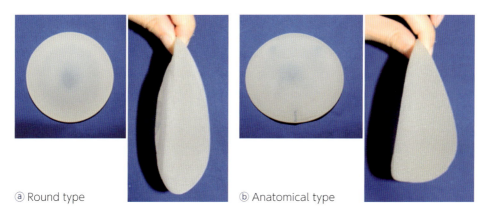

ⓐ Round type　　　　　　　　ⓑ Anatomical type

図3　保険適用となったtexture typeのインプラント

乳房インプラントによる再建

容量的に自家組織では再建できない患者や侵襲の大きい手術を希望しない患者においては，乳房インプラントを用いた再建手術が適応となる．NSM を受けた後，最初に大胸筋下に乳房再建用 tissue expander（TE）を挿入する（図2）．生理的食塩水（以下，生食）を注入して TE を拡張したおよそ 6 カ月後に乳房インプラントへの入れ替え手術を行う．

2014 年 1 月からすべてのタイプの乳房インプラントが保険適用となり，乳房インプラントを用いた乳房再建を希望する患者が増加傾向である．

保険適用となった乳房インプラントの形状には round type と anatomical type の 2 種類がある（図3）．比較的小さく扁平な形態の乳房であれば round type が，中程度から大きい乳房であれば anatomical type の乳房インプラントが適応となる．

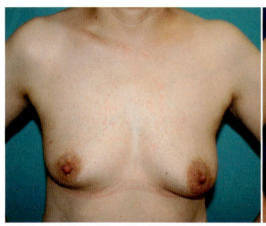
ⓐ術前：右乳がんに対して乳房外側切開により NSM が施行された

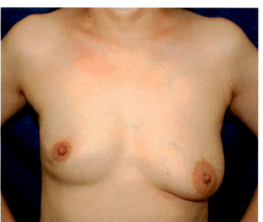
ⓑ術後 3 年：NSM 後に TE を挿入し，6 カ月後に anatomical type の乳房インプラントを挿入した．左乳房が下垂しているため乳房形態や乳頭乳輪の対称性が損なわれている

図 4　下垂乳房に対する追加手術を必要とする例

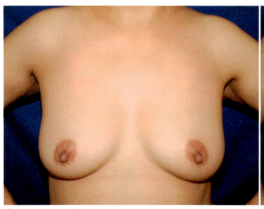
ⓐ術前：左乳がん症例に対して乳房外側切開により NSM が施行された

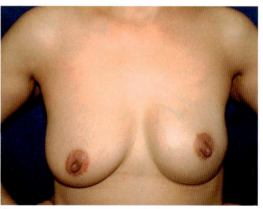
ⓑ術後 3 年：NSM 後に TE を挿入し，6 カ月後に anatomical type の乳房インプラントを挿入した．再建乳房の乳頭乳輪が上昇し対称性が損なわれている

図 5　術後，乳頭乳輪が頭側に変位した例

手技上の工夫

●健側の下垂乳房に対する追加手術

健側乳房の下垂が強い症例は，乳房インプラントの使用のみで下垂を再現することは困難であり，健側乳房に対して乳房固定術を行う必要が生じる（図4）。また，極端に大きい乳房は乳房インプラントによる再建は困難であり，健側乳房に対して乳房縮小術を行って対称性を得なければならない。

●再建時の注意点：乳頭乳輪の頭側変位

NSMにおいて注意すべき点は，温存した乳頭乳輪が術後に頭側に変位することである（図5）。大きな乳房であるほど，術後の乳頭乳輪の頭側への変位は強くなるので，何らかの予防策を講じなければならない。

〈予防策1：できるだけ早期にTEを膨らませる〉

ただ，大胸筋起始部の一部が離開したり大胸筋膜が欠損していたりすると，TEの被覆が脆弱であり，早期に膨らませるのは困難である。

〈予防策2：乳頭乳輪を術中に適正な位置に固定する〉

術前に立位で乳頭乳輪の位置をマークする。立位と臥位では乳頭乳輪の位置はかなり変動するので，位置がほとんど変動しない胸骨上の皮膚に乳頭乳輪の高さをマークしておく。術中，TEを挿入した後，適正な位置に乳頭乳輪と大胸筋を吸収糸で縫合固定する。また，乳頭乳輪を尾側に押し下げるようにテープ固定も行う。乳頭乳輪の尾側にしわを生じるが，TEを膨らませることにより通常は消失する。

【文　献】

1) Petit JY, Veronesi U, Rey P, et al: Nipple-sparing mastectomy: risk of nipple-areolar recurrences in a series of 579 cases. Breast Cancer Res Treat 114: 97-101, 2009
2) DellaCroce FJ, Blum CA, Sullivan SK, et al: Nipple-sparing mastectomy and ptosis: perforator flap breast reconstruction allows full secondary mastopexy with complete nipple areolar repositioning. Plast Reconstr Surg 136: 1e-9e, 2015
3) Frey JD, Choi M, Salibian AA, et al: Comparison of outcomes with tissue expander, immediate implant, and autologous breast reconstruction in greater than 1000 nipple-sparing mastectomies. Plast Reconstr Surg 139: 1300-1310, 2017

1. 乳がん術式に応じた乳房再建術　一次再建
4）Skin-sparing mastectomy

矢野健二

概　念

　Skin-sparing mastectomy（SSM）は，乳頭乳輪を含む乳腺組織を全摘して，乳房皮膚は温存する術式である[1)2)]。乳頭温存乳房切除術（nipple-sparing mastectomy：NSM）と同様に乳房再建を前提とした乳がん術式と考えられる。切除乳腺の代わりに同等量の自家組織や乳房インプラントを挿入すれば再建可能である。ただ，NSMと異なるのは乳頭乳輪組織を切除した部位の処理である（図1）。

自家組織による再建

　自家組織の再建は，広背筋皮弁，腹直筋皮弁，DIEP flapによる再建が一般的である。切除された乳腺組織と同等の組織を皮下ポケットに挿入するだけで良好な乳房形態が再現できるので，再建としては比較的容易である[3)4)]。そして，乳頭乳輪欠損部位にはそれぞれの皮弁の皮膚成分が露出することになる。

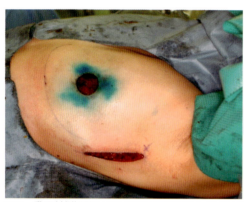
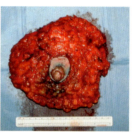

乳頭乳輪を含む乳腺組織が全摘されている。乳頭乳輪サイズより大きく乳房皮膚が切除されている

図1　乳房外側切開によるSSMの術中所見（左乳がん症例）

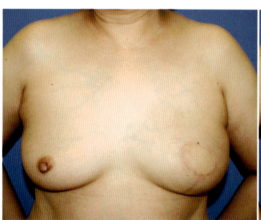
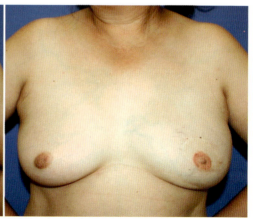

ⓐ術後6カ月

ⓑ術後4年：再建した乳頭乳輪よりも皮弁が大きいため，パッチワーク状の変形を残している

図2　図1の術後

手技上の工夫

● SSM後の乳頭乳輪再建時，皮弁の大きさを調整する

　露出させた皮弁上に乳頭乳輪再建を行うことになるので，乳輪の大きさよりも少し大きく切除されている場合には，健側乳輪の大きさに合わせて皮弁の大きさを調整した方が整容性は向上する．露出させる皮弁が乳輪サイズよりも大きい場合は，パッチワーク状の変形を残すことになる（図2）．

乳房インプラントによる再建

　大胸筋下にTEを挿入し，乳頭乳輪切除創は一次的に縫合閉鎖する必要がある．乳房インプラント入れ換え終了後，健側乳頭乳輪の位置に合わせて乳頭乳輪再建を行う．通常，縫合創は上方に変位しているため乳頭乳輪は手術瘢痕とは別の部位に作成しなくてはならない．これがSSM後の乳房インプラントによる再建における欠点である（図3）．

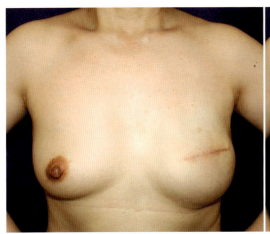 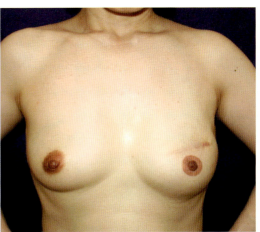

ⓐ左SSM後に乳房インプラント挿入後6カ月　　ⓑ乳頭乳輪再建術後1年：SSM手術創と乳頭乳輪の位置がずれている

図3 SSM手術創と乳頭乳輪の位置がずれた例

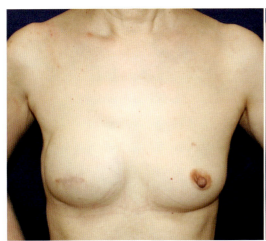 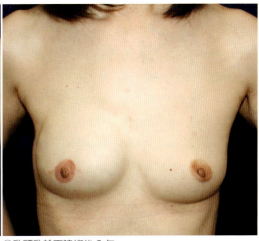

ⓐ左SSM後に乳房インプラント挿入後1年　　ⓑ乳頭乳輪再建術後3年

図4 SSM手術創と乳頭乳輪の位置が一致した例

手技上の工夫

● 乳頭乳輪切除創を適正な位置に固定する

術前に胸骨上の皮膚に乳頭乳輪の高さをマークしておく。術中，TEを挿入した後，乳頭乳輪切除創の埋没縫合時に真皮と大胸筋を適正な位置に吸収糸で縫合固定する。そうすることで，乳頭乳輪切除瘢痕を将来乳頭乳輪作成部位と一致させることができる（図4）。

● 乳頭乳輪切除創の縫合方向

通常は横方向に縫合閉鎖するが，乳房インプラントへの入れ換え術をこの創から行うことを考慮すると，大胸筋の筋線維の方向に沿って斜め方向に縫合するのも良い方法である。ただ，縫合閉鎖した瘢痕は横方向よりも若干目立つ欠点がある（図5）。

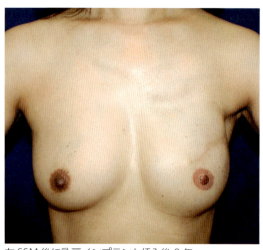

左SSM後に乳房インプラント挿入後2年
図5　SSM手術創を斜めに縫合した例

【文　献】

1) Toth BA, Lappert P: Modified skin incisions for mastectomy: the need for plastic surgical input in preoperative planning. Plast Reconstr Surg 87: 1048-1053, 1991
2) González EG, Rancati AO: Skin-sparing mastectomy. Gland Surg 4: 541-553, 2015
3) Yano K, Hosokawa K, Nakai K, et al: Skin-sparing mastectomy and immediate reconstruction with a deep inferior epigastric perforator flap. Breast Cancer 10: 275-280, 2003
4) Spiegel AJ, Butler CE: Recurrence following treatment of ductal carcinoma in situ with skin sparing mastectomy and immediate breast reconstruction. Plast Reconstr Surg 111: 706-711, 2003

1. 乳がん術式に応じた乳房再建術　一次再建
5）全乳房切除術

矢野健二

概　念

　乳頭乳輪組織を含む乳房皮膚とともに乳腺組織をすべて切除するという最も一般的な乳がん手術である。乳房再建を前提とした乳がん手術ではないために乳房表面に大きな瘢痕を残す欠点がある。乳がんの根治性を高めるために必要な場合も多いが，乳がん術後の整容性を考慮すると，乳房皮膚切除の位置や大きさは術前に乳房再建担当の形成外科医と相談して決める方がよい。

自家組織による再建

　再建には，広背筋皮弁，腹直筋皮弁，DIEP flap などの自家組織が用いられる[1)2)]。広背筋皮弁は採取可能な量が限られるので小〜中型サイズの乳房再建に限られる（図1）。背部の皮弁採取方向はできるだけ多くの組織を採取する必要があるため，しわと同じ斜め方向に切開する方がよい。ただ，術後瘢痕は下着（ブラジャー）のストラップと同じ水平方向よりも目立つ欠点がある（図2）。

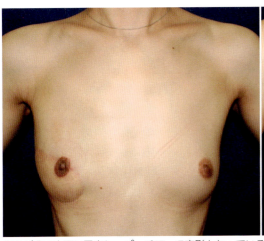
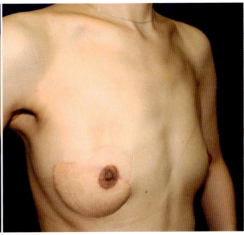

皮弁が乳房表面に露出し，パッチワーク変形となっている
図1　右全乳房切除術後に広背筋皮弁で再建後1年

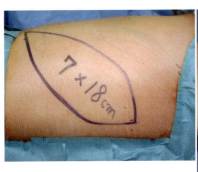
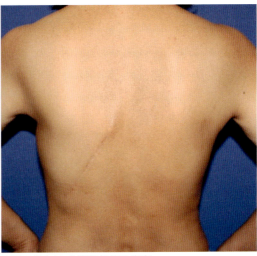

図2　広背筋皮弁の背部デザインと術後7年の瘢痕

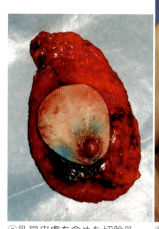
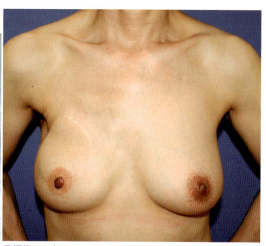

ⓐ乳房皮膚を含めた切除乳腺組織　ⓑ術後 11 年

図3　皮弁のパッチワーク変形が目立った例

　大きな乳房の再建では，腹直筋皮弁，DIEP flapが適応となる．ただ，自家組織による再建では切除された乳房皮膚の欠損部位に各皮弁の皮膚が露出するため，パッチワーク様の外観となる欠点がある．

手技上の工夫

●皮弁の皮膚を露出させる時の工夫

　皮弁と胸部皮膚の縫合創を乳房の輪郭と一致させるのが，術後瘢痕を目立たなくするためのコツである．ただ，一次再建の場合は乳頭乳輪を中心とした中央部の乳房皮膚が切除される場合が多く，皮弁周囲の創を乳房の輪郭と一致させるのは困難である（図3）．

乳房インプラントによる再建

　乳房インプラントによる再建[3]の場合，全乳房切除術後に大胸筋下にTEを挿入し，およそ6カ月後に乳房インプラントに入れ換える．切除された乳房皮膚が大きい場合には，TEによる皮膚伸展が困難で，伸展後の後戻りが強いこともあるので注意が必要である．

手技上の工夫

●乳房皮膚壊死に注意

　全乳房切除時の創縁は皮下を薄く剥離されていることが多く，縫合創縁が部分的に壊死に陥ることがある．術中に血流不良と判断した場合には創縁をトリミングする．また，薄い皮弁裏面を電気メスで凝固すると皮膚壊死を生じやすいので要注意である．皮弁の血流が悪い場合にはTEの生食注入を遅らせる配慮も必要である．

●上胸部や前腋窩線の陥凹に対する追加手術

　乳房インプラントによる再建において，乳房インプラントを挿入した部位の膨らみは再現可能であるが，乳房インプラントを挿入できない上胸部や前腋窩線の陥凹変形の修復は不可能である（図4）．特に，全乳房切除術では乳腺領域を越えて脂肪も含めて広く切除されることが多いため，他の乳がん術式に比べて陥凹変形が目立つ．

　このような変形に対する修正は，下腹部や大腿内側から採取した脂肪による脂肪注入が大変有効である．脂肪注入は，TEから乳房インプラントへの入れ換え時に行うのが簡便で有効であるが，入れ換え手術後，陥凹変形を見極めてから行うことも可能である（第4章　case 21，22）．

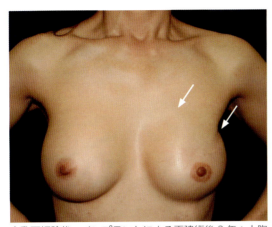

全乳房切除後,インプラントによる再建術後3年:上胸部や前腋窩線(→)に陥凹変形を認める

図4 乳房頭側に変形を認めた例

【文 献】

1) Kamali P, Paul MA, Ibrahim AMS, et al: National and regional differences in 32,248 postmastectomy autologous breast reconstruction using the updated national inpatient survey. Ann Plast Surg 78: 717-722, 2017

2) Chen CM, Halvorson EG, Disa JJ, et al: Immediate postoperative complications in DIEP versus free/muscle-sparing TRAM flaps. Plast Reconstr Surg 120: 1477-1482, 2007

3) Quinn TT, Miller GS, Rostek M, et al: Prosthetic breast reconstruction: indications and update. Gland Surg 5: 174-186, 2016

2. 乳がん術式に応じた乳房再建術　二次再建
1）部分切除術後

矢野健二

乳房温存手術（乳房部分切除）後の再建は，最も困難な再建の1つである。乳房の部分的な変形が主体であるため，再建方法は乳房インプラントではなく自家組織が一般的である。

術後の患部の特徴

- 乳がんが存在した乳房の一部分が切除されて部分的な陥凹変形を来たしているうえに，通常，乳頭乳輪が陥凹変形を来たした方向に変位している
- 放射線治療が行われているため陥凹部分の皮膚は硬くなっており，皮膚伸展が困難である
- 切除乳腺組織量が大きい場合は，切除部位の陥凹やボリューム不足が顕著である（図1）

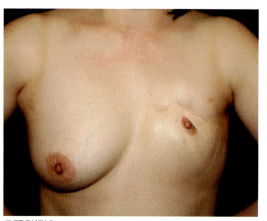

ⓐ頭側領域
乳頭乳輪の頭側変位と乳房全体のボリューム不足が目立つ

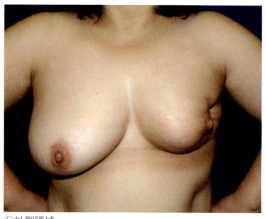

ⓑ外側領域
乳頭乳輪の外側変位と外側の陥凹変形が目立つ

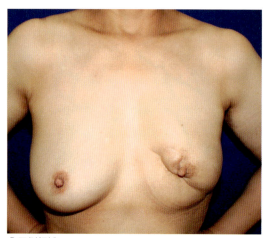

ⓒ尾側領域
創部の陥凹変形と尾側のボリューム不足が顕著である

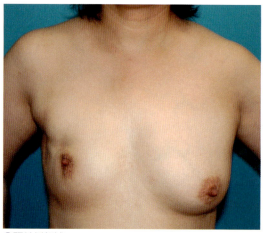

ⓓ頭外側領域
乳頭乳輪が頭側に変位している。創部の陥凹変形と乳房全体のボリューム不足が目立つ

図1　部分切除術後のさまざまな変形例

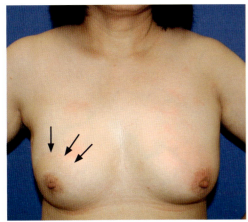

乳頭乳輪の頭側に広背筋皮弁の皮膚を設置しその変位は矯正されている（➡が皮島）。ただ，皮島の露出によりパッチワーク変形を来たしている。乳房全体のボリューム不足は修正されている

図2 広背筋皮弁による再建術後6年（図1ⓓの症例）

自家組織による再建

　移植組織の形態やボリュームを自由に調整できる広背筋皮弁による再建が最適である[1～4]。

　陥凹を生じている部分の手術創を切開して組織欠損部位のスペースを確保する。その腔に広背筋皮弁を充填するが，通常，広背筋皮弁の皮膚を乳房表面に露出しないと，乳頭乳輪の位置を適正な位置に修正することは困難である。

　乳頭乳輪の対称性を確認するために，術中に患者を坐位とし，露出する皮島の位置と大きさを決定する。

　乳頭乳輪の位置が十分に下がりきらない場合は，切開創を左右に延ばす必要がある。その結果，乳房表面にパッチワーク変形（図2）を残すことになり，整容的には満足する結果が得られないことが多い。

手技上の工夫

●パッチワーク変形を避けるための工夫　1

　放射線照射を受けた乳房皮膚は硬化し，伸展性に乏しいため広背筋皮弁を充填するためには皮島を露出しなければならない。しかし，症例によっては術後1年以上経過すると皮膚の伸展性が回復し，皮島を切除できる

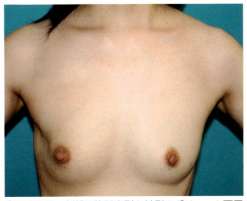

ⓐ再建術前：創部の陥凹変形と外側のボリューム不足が目立つ

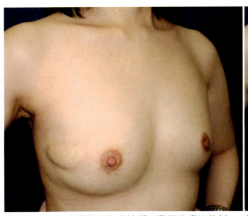

ⓑ術後1年：広背筋皮弁充填部の乳房皮膚は放射線照射の影響で硬く伸展しないため縮縮できず皮島を露出している。術後1年6カ月を経過すると乳房皮膚が柔らかくなり，組織の腫脹も軽減したため，皮島部分を切除し縫縮した

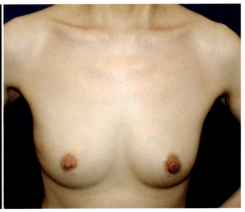

ⓒ術後10年：外側の変形は修正されており，瘢痕も目立たない

図3 外側領域の乳房部分切除術後変形に対する広背筋皮弁による再建例

場合がある（図3）。ただ，乳頭乳輪の変位に影響を与えない部位に限られる。

● パッチワーク変形を避けるための工夫　2

　TEを用いて皮膚を伸展させた後に，広背筋皮弁を挿入する試みも行っている（第4章 case 12, 13）。

【文　献】

1) 矢野健二：乳房部分切除術後再建の二次修正術．形成外科 53：365-371, 2010
2) Freeman ME, Perdikis G, Sternberg EG, et al: Latissimus dorsi reconstruction: a good option for patients with failed breast conservation therapy. Ann Plast Surg 57: 134-137, 2006
3) Disa JJ, McCarthy CM, Mehrara BJ, et al: Immediate latissimus dorsi/prosthetic breast reconstruction following salvage mastectomy after failed lumpectomy/irradiation. Plast Reconstr Surg 121: 159e-164e, 2008
4) Agaoglu G, Erol OO: Delayed breast reconstruction with latissimus dorsi flap. Aesthetic Plast Surg 33: 413-420, 2009

2. 乳がん術式に応じた乳房再建術　二次再建
2）Nipple-sparing mastectomy 後

矢野健二

　乳頭温存乳房切除術（nipple-sparing mastectomy：NSM）は，乳がんを含む乳腺だけを切除する乳がん手術であり，乳房再建を前提とした乳がん手術である。ただ，乳頭乳輪が温存されているというのは利点となると同時に大きな欠点ともなる。

術後の患部の特徴

- 乳頭乳輪は温存されている
- 適切な位置に乳頭乳輪が位置していればよいが，位置がずれている場合もある。その場合は，修正に難渋することが多い

自家組織による再建

　NSM 後の再建は，自家組織としては広背筋皮弁，腹直筋皮弁，DIEP flap のいずれでも可能である[1]。ただ，広背筋皮弁では十分な組織量を採取することが困難であるため，DIEP flap による再建が多い。

　いずれの方法で再建するとしても，皮下または大胸筋下に十分なスペースがないため，TE を挿入する必要がある。TE を挿入して乳房皮膚を伸展しなければ皮弁の皮膚を露出しなければならなくなり，NSM の利点が損なわれる。

　最初から自家組織による再建が決まっている場合には，皮下に TE を挿入する。

　乳房インプラントか自家組織か迷っている場合には，大胸筋下に TE を挿入する。後日，自家組織に決定した場合には，自家組織を挿入する時点で大胸筋を剥離して胸壁に固定し，自家組織は皮下に挿入する。

乳房インプラントによる再建

　NSM 後の再建は，乳房インプラントによる再建が有力な方法である[2)3)]。最初に大胸筋下に TE を挿入する。そして，6 カ月後以降に乳房インプラントに入れ換える。

　乳頭乳輪が変位している場合には，その矯正が最も大きな問題となる。頭側に変位していることが多いため，それを尾側に移動して健側との対称性を得る。

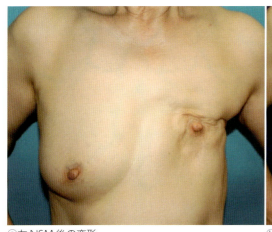

ⓐ左 NSM 後の変形
乳頭乳輪は温存されているが，頭側への変位が高度である

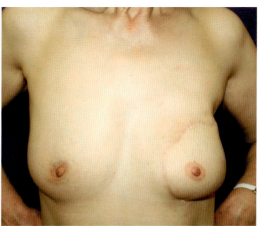

ⓑ有茎腹直筋皮弁による再建後 1 年

図　乳頭乳輪を健側乳頭半切移植と tattoo により新たに作成した例

手技上の工夫

● 乳頭乳輪変位の矯正治療　1

　乳頭乳輪を局所皮弁として一塊に移動する方法があるが，乳房表面に瘢痕を残す大きな欠点がある。

● 乳頭乳輪変位の矯正治療　2

　乳頭乳輪が頭側に変位している時は，乳房頭側皮下にTEを挿入して頭側の皮膚を伸展させ，乳頭乳輪を下げる試みも行われている。

● 乳頭乳輪変位の矯正治療　3

　大胸筋下にTEを挿入し皮膚を過伸展させることによって，ある程度頭側に変位した乳頭乳輪を下げることが可能である。

● 乳頭乳輪変位の矯正治療　4

　乳頭乳輪の変位が極端な場合には，残存乳頭乳輪を切除して新たに乳頭乳輪を作成した方が，良好な結果が得られる（図）。

【文　献】

1) Gerber B, Krause A, Reimer T, et al: Skin-sparing mastectomy with conservation of the nipple-areola complex and autologous reconstruction is an oncologically safe procedure. Ann Surg 238: 120-127, 2003

2) Dull B, Conant L, Myckatyn T, et al: Nipple-sparing mastectomies: clinical outcomes from a single academic institution. Mol Clin Oncol 6: 737-742, 2017

3) Frey JD, Choi M, Salibian AA, et al: Comparison of outcomes with tissue expander, immediate implant, and autologous breast reconstruction in greater than 1000 nipple-sparing mastectomies. Plast Reconstr Surg 139: 1300-1310, 2017

2. 乳がん術式に応じた乳房再建術　二次再建
3) Skin-sparing mastectomy 後

Skin-sparing mastectomy (SSM) は，乳頭乳輪を含む乳腺組織を全摘して，乳房皮膚は温存する術式であり，乳頭温存乳房切除術 (nipple-sparing mastectomy：NSM) と同様に乳房再建を前提とした乳がん術式と考えられる[1]。

術後の患部の特徴

- NSM と異なり，乳頭乳輪は切除されているので，位置を気にせず乳房を再建することができる
- 乳房再建後，乳頭乳輪を再建する

自家組織による再建

SSM の再建も NSM と同様である。大胸筋下に TE を挿入して十分に皮膚を伸展させた後に，広背筋皮弁，腹直筋皮弁，DIEP flap を挿入して再建する[2]。

SSM 手術創は，開いてその部位に皮島を露出させてもよい。ただ，SSM 手術創が適正な位置にあることが前提である。

乳房インプラントによる再建

大胸筋下に TE を挿入して十分に皮膚を伸展させる。6 カ月後以降に，乳房インプラントを挿入して再建する[3]。

手技上の工夫
● 乳房インプラントの選択

二次再建における乳房インプラント再建は，切除乳腺の大きさや重量がわからないため乳房インプラントの選択に苦慮することがある。TE の注入量や健側乳房の幅・高さ・突出度を計測して決定するが，3D 写真を撮影し健側乳房容量を測定して決定するのも良い方法である。

【文献】

1) Toth BA, Lappert P: Modified skin incisions for mastectomy: the need for plastic surgical input in preoperative planning. Plast Reconstr Surg 87: 1048-1053, 1991
2) Munhoz AM, Montag E, Arruda E, et al: Immediate reconstruction following breast-conserving surgery: management of the positive surgical margins and influence on secondary reconstruction. Breast 18: 47-54, 2009
3) Wong L, Wilson RM, Snapp WK, et al: Nipple pathology in total skin-sparing mastectomy: implications for immediate reconstruction. Ann Plast Surg 76: S340-S343, 2016

2. 乳がん術式に応じた乳房再建術　二次再建
4）全乳房切除術後

矢野健二

全乳房切除術は，乳頭乳輪組織を含む乳房皮膚とともに乳腺組織をすべて切除する。通常，乳房表面に1本の手術瘢痕が残存している。

術後の患部の特徴

・乳房切除後瘢痕の位置や長さが再建する乳房の整容性に影響を及ぼす
・皮下脂肪の残り方も整容性を左右する要因となる。多く残っている方が，良好な乳房再建を行いやすい

自家組織による再建

全乳房切除術後の二次再建は，パッチワーク変形を避けるためにまずTEを挿入して皮膚を十分に伸展し，広背筋皮弁，腹直筋皮弁，DIEP flapなどを挿入して再建する[1]〜[3]。

大きく乳房皮膚を切除された症例や放射線治療を施された症例では，TEによる十分な伸展は困難であり，十分伸展したと思われても必ず後戻りにより拘縮を来たして，乳房下溝が不鮮明になることが多い。このような症例では，最初から皮弁の皮島を乳房表面に露出するような再建がよい。

手技上の工夫

● 乳房表面の皮弁を露出させる工夫

乳房表面に皮弁を露出させる場合は，皮弁の辺縁が乳房下溝などの乳房の輪郭に一致するように注意する。特に，乳房下溝に一致する手術瘢痕は正面から見えず目立たない（図1）。術中に患者を坐位にし，乳房下溝をしっかり確認しながら余剰皮膚を切除し皮弁の位置を決定する。

乳房インプラントによる再建

まずTEを挿入して皮膚を十分に伸展し，6カ月後以降に乳房インプラントを挿入して再建する[4]。ただ，乳がん手術時の皮膚切除量によりTEによる皮膚の伸展度合いは異なる。

大きく乳房皮膚を切除された症例では，十分な皮膚の伸展は困難である。大きく下垂した乳房などでは，しっかり伸展させた後に再建しても後戻りにより変形を来たすことがしばしばある。

また，放射線治療を施された症例もTEによ

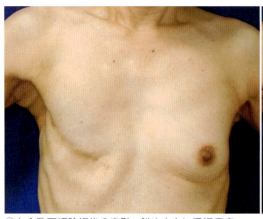

ⓐ右全乳房切除術後の変形：斜め方向に手術瘢痕が存在する

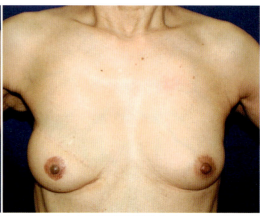

ⓑ広背筋皮弁による乳房再建術後3年：乳房下溝から乳房外側にかけての皮弁周囲瘢痕は見えず目立たない。なお，健側乳房は特に何もしていない

図1　乳房下溝に一致する，目立たない手術瘢痕の例

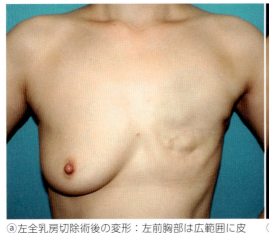
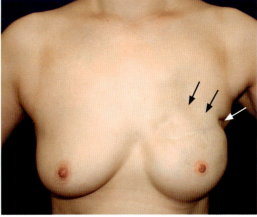

ⓐ 左全乳房切除術後の変形：左前胸部は広範囲に皮下脂肪も含めて切除されている　　ⓑ 乳房インプラントによる再建後2年

図2　乳房頭側の上胸部や前腋窩線の陥凹変形が顕著な例

る十分な伸展は困難である。十分伸展したと思われても，必ず後戻りにより拘縮を来たしてしまう。

手技上の工夫

● 上胸部や前腋窩線の陥凹に対する追加手術

　一次再建と同様に，乳房インプラントによる再建において，乳房頭側の上胸部や前腋窩線の陥凹変形の修復は乳房インプラントだけでは不可能である（図2）。特に，胸筋温存乳房切除術では乳腺領域を越えて脂肪も含めて広く切除されることが多いため，陥凹変形が目立つ。

　このような変形に対する修正は，一次再建でも述べたように脂肪注入が大変有効である（第4章 case 21,22）。

【文　献】

1) Howard MA, Polo K, Pusic AL, et al: Breast cancer local recurrence after mastectomy and TRAM flap reconstruction: incidence and treatment options. Plast Reconstr Surg 117: 1381-1386, 2006

2) Grotting JC, Beckenstein MS, Arkoulakis NS: The art and science of autologous breast reconstruction. Breast J 9: 350-360, 2003

3) Nahabedian MY, Momen B, Galdino G, et al: Breast reconstruction with the free TRAM flap or DIEP flap: patient selection, choice of flap, and outcome. Plast Reconstr Surg 111: 466-477, 2003

4) Quinn TT, Miller GS, Rostek M, et al: Prosthetic breast reconstruction: indications and update. Gland Surg 5: 174-186, 2016

2. 乳がん術式に応じた乳房再建術　二次再建
5）定型的乳房切除術後

矢野健二

広範囲な乳房皮膚切除および乳腺全切除に加えて大胸筋小胸筋切除および腋窩リンパ節郭清を行うので，高度の目立つ変形を来たす。定型的乳房切除術後の二次再建は最も困難な再建の1つである。

術後の患部の特徴

- 通常，患側前胸部は乳房領域を越えて広範囲に皮下脂肪も切除されており，肋骨肋軟骨上に薄い皮膚が張り付いた状態である
- 腋窩から側胸部にかけてもほとんど皮下脂肪を認めない（図）。

自家組織による再建

この変形を修復するためには広い面積の皮膚を含めて大容量の組織を移植する必要がある。基本的には下腹部の皮膚および脂肪組織が移植組織として選択される。

下腹部全体の組織を必要とするため，両側の穿通枝を含めてDIEP flapを挙上し，皮弁内吻合を行って1本の移植床血管に吻合するか，それぞれ別の移植床血管に吻合して移植する。

また，もう1つの再建方法としては，有茎腹直筋皮弁と反対側の深下腹壁動静脈を含めて皮弁を挙上し，移植床血管に吻合付加する[1)2)]。この方法は皮弁全壊死を生じない点で有利である。

手技上の工夫

● 血管吻合時，移植床血管の存在を術前によく確認する

血管吻合により組織移植手術を行う場合は，移植床血管に注意が必要である。初回の手術で移植床血管が侵襲を受けている可能性があり，吻合血管の不具合により皮弁壊死を生じる可能性が皆無ではない。そうなった場合には，次の再建手技の選択肢がなくなるために再再建は非常に困難となる。

移植床血管は内胸動静脈や胸背動静脈が選択肢となるが，リンパ節郭清のために結紮されていることもあるので血管造影によりこれらの動静脈の存在を確認しておく必要がある[3)]。

【文　献】

1) Harashina T, Sone K, Inoue T, et al: Augmentation of circulation of pedicled transverse rectus abdominis musculocutaneous flaps by microvascular surgery. Br J Plast Surg 40: 367-370, 1987
2) Yamamoto Y, Nohira K, Sugihara T, et al: Superiority of the microvascularly augmented flap: analysis of 50 transverse rectus abdominis myocutaneous flaps for breast reconstruction. Plast Reconstr Surg 97: 79-83, 1996
3) Gaitini D, Razi NB, Ghersin E, et al: Sonographic evaluation of vascular injuries. J Ultrasound Med 27: 95-107, 2008

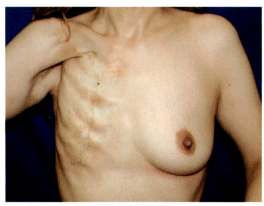

図　定型的乳房切除術後の変形

3. 乳頭乳輪再建

乳頭乳輪再建は乳房再建の仕上げの手術であり，再建乳房の整容性の鍵となる手術である。方法はいろいろあるが，代表的な3つの方法について説明する[1]。

SURGICAL TECHNIQUES

手術手技Ⅰ

健側乳頭半切移植 + tattoo

【適応】

- 健側乳頭が大きい患者がよい適応
- 中等度の大きさであっても患者が希望すれば適応
- 健側乳頭に傷をつけたくない患者は非適応

❶ Tattoo

最初に乳頭乳輪を再建する部位に健側乳輪と同じ大きさおよび色調でtattooを施行する[2]（図1）。

❷健側乳頭の移植

1カ月経過した時点で，健側乳頭を半分切除し（図2），tattooの中央部に移植する（図3）。

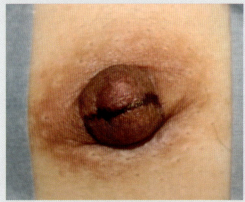

図2 ⓐデザイン

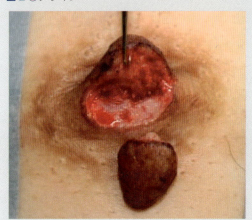

図2 ⓑ半切した健側乳頭

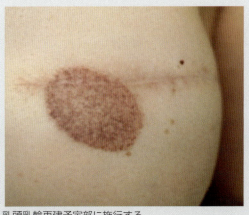

乳頭乳輪再建予定部に施行する
図1　患側乳房のtattoo

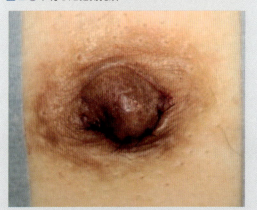

図2 ⓒ乳頭採取部を縫合固定
図2　健側乳頭の半切

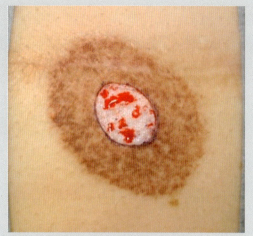

図3 ⓐ乳頭移植部位の上皮剝離後の状態

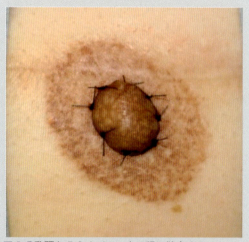

図3 ⓑ乳頭を5-0ナイロン糸で粗に縫合する
図3 患側乳房への移植

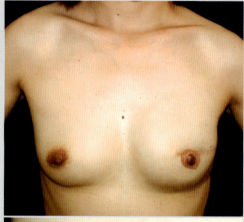

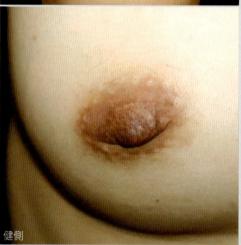

健側

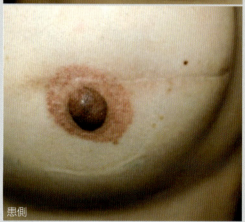

患側

図4 術後2年

【注意点】

乳頭移植の生着率を向上するために
・乳頭を移植する部位の皮膚を切除するが,表皮と真皮の上層のみを切除し,真皮はある程度,温存する
・皮膚を切除した後,出血点を電気メスで凝固止血しないで圧迫止血のみとする
・移植乳頭はあまり密に縫合しないで粗に縫合固定する
・圧迫固定は移植乳頭がずれない程度に軽く圧迫する程度とする

手術手技 II

Star flap + tattoo

【適 応】

- Star flap はすべての乳頭乳輪欠損症例に適応がある
- 比較的健側乳頭が小さい患者
- 乳頭再建の位置が乳がん術後瘢痕に一致しているとよい適応
- 侵襲の少ない手術を希望する患者

❶ Star flap で乳頭を作成する

手術時の瘢痕がある場合にはその瘢痕を利用して皮弁を作成する（図5）。

❷ Tatoo

乳頭作成後に健側乳輪と同じ大きさおよび色調で乳頭も含めて tattoo を施行する（図6）。

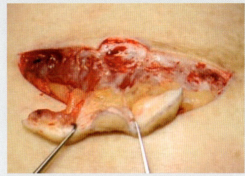

図5 ⓒflap を挙上した状態

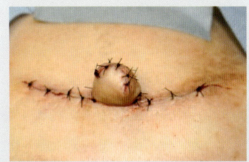

図5 ⓓ乳頭再建術直後
図5　Star flap による乳頭の作成

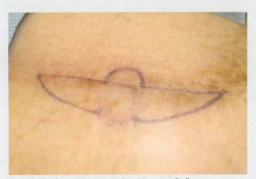

図5 ⓐ乳がん手術時の瘢痕に沿ったデザイン

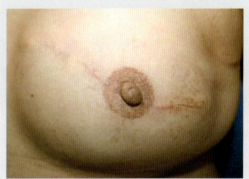

図6　Tattoo 終了後1年

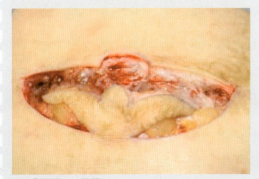

図5 ⓑ切開した状態

【注意点】

・皮弁により作成した乳頭は経時的に縮小するため，できるだけ大きく作成する[3]

　広背筋皮弁の皮島を用いて乳頭を作成する場合は，背部真皮が厚いため大きく高さのある乳頭を作成することが可能である．しかし，腹部や乳房真皮は非常に薄いため，再建当初は高さのある乳頭を作成したとしても，経時的に低くなり平坦な乳頭となってしまう．

・乳頭の平坦化を防ぐために，肋軟骨を使用する

　DIEP flap 手術時に肋軟骨を一部採取し，腹部にバンキングしておき，乳頭再建時に肋軟骨を皮弁でくるむようにすれば，ある程度乳頭の平坦化を予防することができる（図7）．

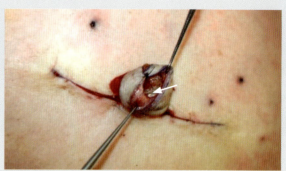
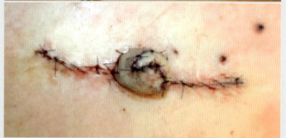

図7 ⓐ縫合終了時

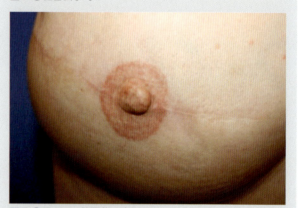

図7 ⓑ Tattoo 終了後1年
図7　Star flap 内に肋軟骨（矢印　　　）を挿入した例

手術手技 III

Skate flap + 大腿内側基部からの植皮

乳頭乳輪作成部位の約 2/3 の皮膚を利用した skate flap により乳頭を作成する。

【適応】

- Skate flap はすべての乳頭乳輪欠損症例に適応がある
- 比較的健側乳頭が大きい患者
- 大腿内側基部に色素沈着がある患者

❶ **Skate flap のデザイン**

健側乳頭乳輪と対称的な部位に skate flap のデザインを行う（図8）。

❷ **皮弁の挙上**

斜線部は脱上皮し，挙上する皮弁の両翼は皮下に脂肪をあまり含めずに挙上し，皮弁の中央部は脂肪をしっかり含めて挙上する。

❸ **乳輪部の全層植皮**

乳輪部の皮膚は大腿内側基部の色素沈着した部位の皮膚を乳輪の大きさだけ採取し，全層植皮術を行う（図9）。

❹ **乳頭部の tattoo**

乳頭部分は，患者が希望すれば tattoo を行う（図10）。

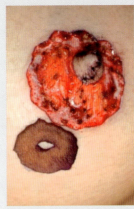
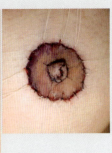

Skate flap による乳頭形成時の状態：大腿内側基部から全層皮膚を採取し，絹糸で縫合固定しタイオーバー固定を行う
図9 全層植皮

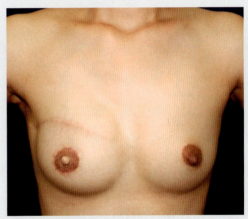

乳頭に tattoo は行っていない
図10 術後1年

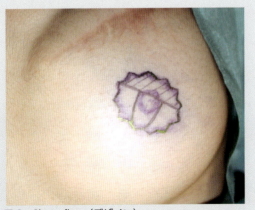

図8 Skate flap（デザイン）

【文献】

1) Jabor MA, Shayani P, Collins DR Jr, et al: Nipple-areola reconstruction: satisfaction and clinical determinants. Plast Reconstr Surg 110: 457-463, 2002

2) El-Ali K, Dalal M, Kat CC: Tattooing of the nipple-areola complex: review of outcome in 40 patients. J Plast Reconstr Aesthet Surg 59: 1052-1057, 2006

3) Shestak KC, Gabriel A, Landecker A, et al: Assessment of long-term nipple projection: a comparison of three techniques. Plast Reconstr Surg 110: 780-786, 2002

第3章 脂肪注入による乳房再建

1 基礎編
2 応用編

1. 基礎編
1）イントロダクション

佐武利彦，黃　聖琥

乳房への脂肪注入

脂肪注入は近年，欧米では乳房再建に広く用いられている。米国形成外科学会の統計では，2015年に全米で行われた乳房再建は106,338人であり，脂肪注入はそのうちの27,862人（約26％）に行われている。また2015年は脂肪注入が初めて乳房再建の統計に現れた年でもあるが，今後も増加傾向であることが予想される。

以前，1980年代には脂肪注入による豊胸術後に脂肪壊死による硬結，オイルシスト，石灰化が頻発したことにより，米国形成外科学会では一時期「脂肪注入による豊胸術は行うべきではない」として来た。しかし脂肪吸引，遠心分離や脂肪注入など手術手技の改良により脂肪注入の成績が向上した。また，乳房への脂肪注入後のマンモグラフィーやMRIなどの画像による診断技術が向上したことにより，2009年以降から再び脂肪注入が行われるようになった。今日に至るまで，豊胸術のみならず，乳房の先天異常，乳房再建後の修正，そして全乳房再建にまで，適応が拡大されて来ている。

乳房再建への応用

私たちが皮弁による乳房再建後の修正手段として脂肪注入を用いるようになったのが2012年頃である。それ以前は，再建後のわずかな組織欠損を補う場合でも，再建した乳房の傷痕を再び大きく切開して，不足する部位に移植した皮弁を移動し，それでも足りなければ周囲から局所皮弁を用いるなど，侵襲的で大がかりな修正術を行っていた。しかし脂肪吸引と脂肪注入による修正は，基本的には数mmの細いカニューレを用いて脂肪を吸引し，精製後に注入するという，シンプルで低侵襲かつ短時間のうちに同様の治療を終えることができる。これまでとは治療環境が一変した。

乳房インプラントによる再建例では，インプラント上縁部の段差を回避する目的や，なだらかで自然な上胸部を形成するため，また，菲薄化した皮下組織に厚みをもたせて自然な触感にするために，tissue expander（TE）からインプラントへの交換時に同時に脂肪注入を行うことが可能である。しかし，乳頭乳輪再建時や再建乳房の二次修正時に併用する場合もある。皮弁，筋皮弁による自家組織再建の場合でも，再建後に皮弁の上縁部分の陥凹や，萎縮による再建乳房の容量不足を修正するために脂肪注入が有用である。同様に脂肪吸引で余剰な脂肪を除去することも可能である。このように，再建乳房の大きさや形のコントロールを容易に行うことができるようになって来た。

脂肪注入による全乳房再建

このように乳房再建後の修正目的で脂肪注入を用いる以外に，脂肪注入のみで全乳房再建を行うことも可能となり，乳房再建の新たな選択肢となりつつある。

私たちは2013年より体外式乳房拡張器であるBRAVA®システム（後述）を併用した脂肪注入による乳房再建術を開始している。患者により結果もさまざまであるが，別表のような患者では，おおむね良い治療成績が得られている（表）[1]。1回の手術での脂肪注入量の平均は200〜250ml程度，生着率40〜50％程度のため，2回以上の脂肪注入を行う患者がほとんどである。1回の脂肪注入で皮弁移植のように大容量の組織移植を行うことは不可能であるが，

表　脂肪注入による全乳房再建の適応
①乳房の皮膚欠損が少ない
②大胸筋が温存されており，厚い
③採取する脂肪がたくさん存在する
④皮下の瘢痕組織が少ない
⑤体外式組織拡張器を決められた通りに着用することができる
⑥放射線照射を受けていない
⑦喫煙していない
⑧術後1カ月は大胸筋の運動制限ができる

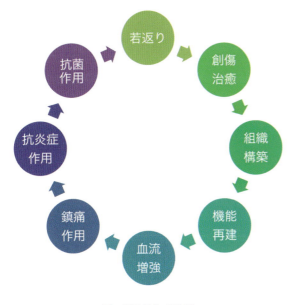

図 脂肪注入の効果

適応を考慮し，繰り返して無理のない脂肪注入を確実に行うことで，着実に良好な結果が得られる．現在，下記により，良好な結果が得られると考えている：

- 適切な治療開始時期の選択
- TEや体外式乳房拡張器の併用による移植床拡大と血行増大
- 注入時に注射針を用いて乳房の皮下瘢痕・皮膚性拘縮を解除すること
- 適切な脂肪吸引・脂肪の精製と移植脂肪の準備
- Coleman technique：幾層にも全方向へ，少量の脂肪注入を行うこと[2]
- 術前後のスキンケアを徹底して行うこと

本法の最大の利点は，新たな目立つ傷痕を残さずに，自家脂肪による乳房再建ができることである．採取部の整容的な改善も望める．また，再建側を大きく再建して健側乳房を脂肪注入で増大を行うなど，患者の希望に配慮した対側乳房に対する豊胸術も可能である．また，全身麻酔ではあるが手術の多くが2時間程度で終了し，ほとんどが日帰り手術でできるため，患者自身の負担も少なくなっている．このように，現在では乳房再建に不可欠な手技とも言える．

今後の展望

脂肪注入は乳房再建のように軟部組織の形態や大きさの修復以外にも，多方面での応用が期待されている（図）．筋体の断裂部への移植で本来の運動機能の回復を図ったり，血行改善作用，乳がん術後の慢性疼痛症候群に対する鎮痛作用[3]，慢性創傷での創傷治癒促進効果，抗菌作用，抗炎症作用，皮膚軟部組織の若返り効果などが報告されている[1]．

近年，脂肪注入の際に，脂肪由来再生幹細胞を含む間質血管細胞群を移植脂肪に付加して脂肪注入する方法がYoshimuraら[4]，Kamakuraら[5]により報告されている．血管新生効果，移植脂肪の容量の維持効果に優れていることから，豊胸術，乳房および胸壁再建をはじめとして顔面の軟部組織再建にも応用されている．乳がん術後の照射例では，組織のrevitalization（再活性化）も期待できる[6]．今後は，このような再生医療の進歩や脂肪バンクなど脂肪注入に関するさまざまな改良が加えられ，患者への負担が少ない，より良い治療成績が望める脂肪注入法が確立されることが望ましい．

【文　献】

1) 佐武利彦，武藤真由，黄聖琥ほか：自家組織による乳房再建：二つのパラダイムシフト．更年期と加齢のヘルスケア 14：333-338, 2016
2) Coleman SR, Saboeiro AP: Fat grafting to the breast revisited: safety and efficacy. Plast Reconstr Surg 119: 775-785, 2007
3) Caviggioli F, Maione L, Forcellini D, et al: Autologous fat graft in postmastectomy pain syndrome. Plast Reconstr Surg 128: 349-352, 2011
4) Yoshimura K, Sato K, Aoi N, et al: Cell-assisted lipotransfer for cosmetic breast augmentation: supportive use of adipose-derived stem/stromal cells. Aesthet Plast Surg 32: 48-55, 2008
5) Kamakura T, Ito K: Autologous cell-enriched fat grafting for breast augmentation. Aesthet Plast Surg 35: 1022-1030, 2011
6) Rigotti G, Marchi A, Galiè M, et al: Clinical treatment of radiotherapy tissue damage by lipoaspirate transplant: a healing process mediated by adipose-derived adult stem cells. Plast Reconstr Surg 19: 1409-1422, 2007

1. 基礎編
2）術前プランニングと手術機器

佐武利彦，武藤真由

乳がん術後の整容性の回復を目的に脂肪注入を行う例をいくつかに分類すると，1）乳房温存後の部分的な修正，2）乳房インプラントや皮弁・筋皮弁による乳房再建後の修正，3）脂肪注入のみによる乳房のすべての容量の再建，4）乳房再建後の対側乳房の増量などが挙げられる（表1）。術後の乳房の皮膚，皮下脂肪，乳腺，大胸筋の欠損や皮下瘢痕の状況によって，脂肪注入量や治療回数などは大きく異なる。

手術適応

まず，採取可能な脂肪が複数あることが条件である。腹部，大腿部の前後面，腰部などに必要な治療回数分の皮下脂肪があることを確認しておく。

適応

全摘（全乳房切除術）後では，乳房の皮膚欠損が少なく，大胸筋が温存されていて，皮下の手術瘢痕が少ない症例が，脂肪注入の良い適応となる[1]。したがって，脂肪注入のみで全乳房再建を行う場合，乳がん術式では胸筋合併乳房切除術後が最も再建が難しく，皮下脂肪がある程度温存された乳頭温存乳房切除術（nipple-sparing mastectomy：NSM）後が最も再建しやすい。全乳房切除術（total mastectomy：BT）や皮膚温存乳房切除術（skin-sparing mastectomy：SSM）は，中間に位置する。

全摘後は手術創の瘢痕周囲を，NSM後は乳輪周囲の皮膚をピンチして，皮下脂肪の欠損や瘢痕の状況を確認しておく。

非適応

放射線照射された症例では，乳がんの術式にかかわらず，皮下脂肪や大胸筋の血行が悪く，組織の硬化や萎縮が認められることも多い。このような症例では，脂肪の生着が劣り，少量で頻回な脂肪注入を必要とする場合も多いため，患者にはあらかじめ皮弁や筋皮弁による再建法も提示すべきである。

術前管理

脂肪注入による再建前に注意すべき事項としては，下記が挙げられる（表2）：

- 乳がん術後の治療状況が落ち着いており，局所再発のないこと

  できれば乳腺外科主治医に再発などの異常がないというコメントをもらっておく方がよい。化学療法や分子標的薬など投与中の場合は，それらの治療が終了してから再建に着手する。

- 基礎疾患や既往症のある場合は，それらが良好にコントロールされていること

  抗凝固剤や抗エストロゲン剤投与中の患者では主治医と連携して周術期に一時的に休薬したり，抗凝固剤内服中の場合は術前にヘパリン持続点滴に切り替えるようにしている。

- 禁煙

  当然であるが喫煙歴のある患者では，感染や創の治癒遅延の合併のみならず，概して脂肪の生着が不良である。受診の度に喫煙の有無の確認を行い，喫煙者には禁煙のサポートを行う。

表1 乳房再建における脂肪注入の適応
①乳房温存後の部分的な修正
②乳房インプラントや皮弁・筋皮弁による乳房再建後の修正
③全乳房再建
④乳房再建後の対側乳房の増量

表2 術前に確認すべき事項
①乳がんの治療状況が落ち着いている
②基礎疾患や既往症が良好にコントロールされている
③禁煙が遵守されている
④体重がBMI23以下に維持されている

● 体重の管理

　乳がん術後で抗エストロゲン剤など内分泌療法中の患者では，体重増加により脂肪注入で再建した乳房の増大や健側乳房が小さくなる場合があるため，太りすぎに注意する。当院では Body Mass Index（BMI）23 以下に維持するようにアドバイスしている。

治療計画

乳房欠損や隣接する組織の状態を把握する

　治療開始前に，乳房の写真，胸部 CT や MRI 画像，三次元画像診断装置（VECTRA®：Canfield Scientific 社，米国）などを用いて，乳房の欠損状況のみならず乳房に隣接する鎖骨下や側胸部，腋窩部の陥凹も把握しておく。大胸筋の萎縮がなく皮下脂肪が厚く温存されている部位では，脂肪注入は容易で形態や大きさの改善も期待できるが，欠損が深く皮下から大胸筋裏面までが薄い部位は，1 回の手術で注入できる脂肪量は少なく治療回数がかかる。画像による評価は治療が難しい部位や，再建完了までの治療回数を予測するなど，治療計画をたてるためにも必須である。

全乳房再建の治療回数の予測（図 1）

　1 回の手術で注入できる脂肪量と生着率は，乳がん術後の創部の状態，体型，体重などにより異なるが，注入量の平均は 200ml〜250ml で生着率 50％程度である。つまり 1 回の脂肪注入でおよそ 100〜125ml 程度の組織増大効果が期待でき，健側乳房と再建側の体積差が 250ml までなら，2 回の手術で再建の完了が見込める。しかし体積差が 250ml 以上であれば，

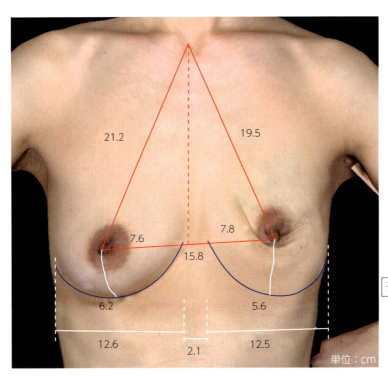

健側（右）乳房の体積：222.5ml
患側（左）乳房の体積：− 37.4ml
∴健側乳房との体積差＝ 260ml
予定脂肪移植量：260 ÷ 2 × 2 ＝ 260ml

三次元画像診断装置（VECTRA®）を用いて，術前に健側乳房と再建側との体積比を計測する。図の症例は健側乳房と 260ml の体積差を認める。2 回の手術で再建を完成させて，手術後の脂肪生着率が約 50％と仮定すると，1 回の手術での脂肪注入量は 260ml となる。

図 1　脂肪注入量のプランニング

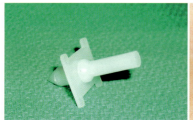
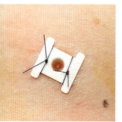
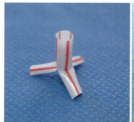
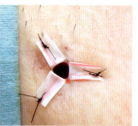
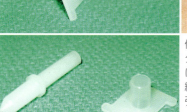
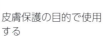

ⓐカニューラサイザー／スキンプロテクター
（PRSS. Japan 社／日本）

使用時。スキンプロテクターを皮膚小切開部に 4-0 黒ナイロン糸で縫合固定した。この吸引孔から脂肪吸引する

皮膚保護の目的で使用する

ⓑストロー
スキンプロテクターは，滅菌したストローでも代用できる。短くカットしたストローの一端を羽根状にカットして，使用する

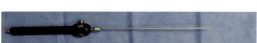
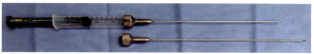

ⓒ Tumescent 麻酔用のカニューレとハンドル
（Lamis infiltration cannula systems, Byron, mentor, Johnson & Johnson）

ⓓ持続陰圧式の手動式脂肪吸引器と 60ml の専用シリンジ
（Toomey System, Byron 社）

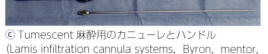
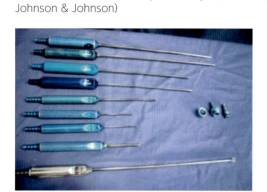

ⓔ電動脂肪吸引器用のカニューレとハンドル
（ARC ビックアイ・カニューラ専用ハンドル，Byron, mentor, Johnson & Johnson）

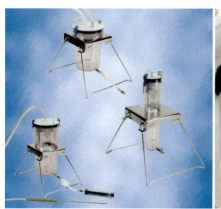
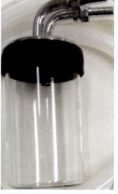
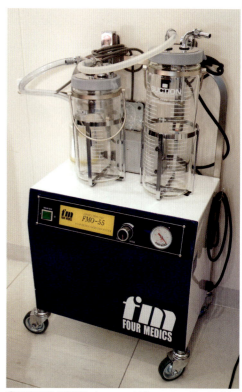

ⓖコレクタービンとスタンド，採取した脂肪を一時的に溜めるシリンダー

ⓕ電動脂肪吸引器（フォーメディックス社，日本）

図 2 脂肪吸引に必要な機器

3回以上の脂肪注入が必要となる。

このように治療開始前に胸部CT，MRI画像，三次元画像診断装置（VECTRA®）を用いて，まず健側乳房と再建側の体積差を算出することで，おおまかではあるが治療回数が予測でき，患者への術前説明にも有用である。

脂肪注入の治療間隔

私たちは最低でも6カ月を空けるようにしている。6カ月という期間は，通常通りに脂肪注入した場合，生着せずに吸収される部分と生着する部分が判然とし，形態と大きさが落ち着き始める時期であると考えている。実際には術後1年くらいかかると思われるが，繰り返して脂肪注入が必要な場合，1年の間隔は長すぎる。ここで重要なのは，患者の希望も確認しつつ無理のない治療計画を立てることである。

なお，しばしば注入した脂肪の生着率が取り上げられるが，脂肪の採取部位，採取法や精製法，注入法，移植床の状況，術後のアフターケア，患者の年齢や基礎疾患や身体所見などにより異なる。脂肪の生着率を高めるためには，適切な患者選択と，すべての要因を最適化すべきである。そうすれば40〜50％程度の脂肪の生着が期待でき，現実的な治療の選択肢となる。

手術機器

麻酔，脂肪吸引に必要な機器

スキンプロテクター，tumescent麻酔用ハンドルおよびカニューレ，手動式吸引カニューレ，60mlシリンジ，電動式吸引用ハンドルおよびカニューレ，コレクタービン（図2）

乳房再建に使用する脂肪吸引器は，大容量の脂肪を容易に採取できる機器を使用する。10mlや60mlシリンジの内筒の後方にストッパーを装着して，簡易に陰圧をかけながら脂肪採取する手動式シリンジ吸引と，持続的で効率的に脂肪採取が可能な電動式吸引ユニットがある[1)2)]。初心者はまず手動式シリンジ吸引での脂肪吸引に慣れて，凹凸のないように脂肪採取できるようになってから，電動式にシフトするのがよい。吸引のコントロールもしやすいからである。うまく吸引カニューレをコントロールできるようになると電動式吸引でも同様に採取できるようになる。

また，脂肪幹細胞（adipose stromal cells：ASC）を含む間質血管細胞群（stromal vascular fraction：SVF）を準備するための脂肪採取は，手動式吸引を用いる。

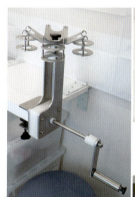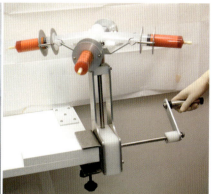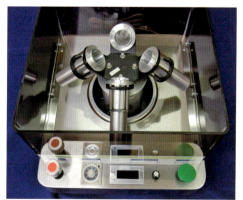

ⓐ手動式遠心分離器（フォーメディックス社，日本）
手動で4分間，約72G程度で回転させる

ⓑ電動式遠心分離器
（フォーメディックス社，日本）

図3 脂肪の精製に必要な機器

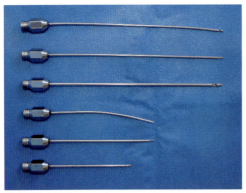
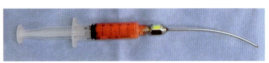

ⓐ 脂肪注入用カニューレ
（COLEMAN Infiltration cannula, mentor, Johnson & Johnson）

ⓑ 5ml シリンジ
Coleman カニューレを 5ml シリンジに接続して脂肪注入を行う

図4　脂肪注入に必要な機器

脂肪の精製に必要な機器

手動式・電動式遠心分離器（図3）

採取した吸引物から注入するための脂肪を精製する方法は，シリンジを垂直に静置する方法，シリンジに遠心をかけて分離する方法，バッグ内のフィルターを介して洗浄する方法などがあるが，簡便で短時間に処理するには遠心分離を行う場合が一般的である．手動式や電動式のものが使用されている．Tumescent 液（後述）や血液を排除するだけなら，手動式でも十分である．

電動式遠心分離器（図3ⓑ）で強遠心をかけて劣化した脂肪をオイル状に破棄して，良質な脂肪のみに濃縮する場合もある．吸引できる脂肪がたくさんあり，脂肪の生着率をさらに向上させたい時に有効な方法である．

脂肪注入に必要な機器

注入用カニューレ，シリンジ（図4）

精製された脂肪を，2.5ml や 5ml のロック付きシリンジに充填して，長さが 7cm や 9cm，15cm の Coleman 脂肪注入用カニューレ（内径 1.0mm）を先端に装着する．カニューレの先端は皮下瘢痕が強くない場合は，タイプ1（鈍）を主に用いる．

【文　献】

1) 武藤真由，佐武利彦，長谷川佳子ほか：脂肪注入移植の術前術後管理に体外式乳房拡張器を併用した乳房再建．形成外科 59：476-485，2016
2) Mang WL: Liposuction. Manual of aesthetic surgery 2, pp190-191, Springer, Berlin, 2005

1. 基礎編
3）脂肪吸引・脂肪注入の基本手技

佐武利彦，武藤真由

術前準備

麻酔
手術は全身麻酔下に行う。局所麻酔を用いるのは，皮下の小範囲でわずかな脂肪注入の場合のみに限定している。

体位
腹部，大腿部前面から脂肪吸引して注入する場合は仰臥位とする。

大腿後面，腰部，殿部から脂肪を採取する場合は，まず腹臥位で脂肪吸引を行ってから仰臥位に戻し，脂肪注入を行う。

大腿内側から脂肪吸引を行う際には，術者の手掌部が吸引部の皮膚面に置けるように，両膝関節間を少し離して固定する。

上肢の肢位は重要で，90°外転位とすると術者は注入がしやすいポジションとなる。しかし，乳がん術後で皮膚欠損が大きく，大胸筋の萎縮も強い症例では，乳房皮膚や大胸筋に緊張が強くなるため，注入の総量を増やすためには体幹と平行に上肢を置いた方がよい。

清潔操作の徹底
通常の手術と同様に，使用する器具の滅菌や患者の体表面の消毒などを徹底して，清潔な術野を維持する。

また，感染を制御する目的で，移植脂肪を外気にさらさないように努める。脂肪吸引から脂肪注入までの全プロセスをシリンジ，カニューレ，コレクタービン内での閉鎖環境で行う。

SURGICAL TECHNIQUES

手術手技 I

脂肪吸引

❶デザイン
脂肪吸引と注入のデザインは，術前日もしくは当日に立位で行う（図1）。

まず，胸壁と乳房のアウトラインである鎖骨下線，胸骨正中線，乳房上縁線，下溝線，胸骨正中線上での乳頭乳輪の位置を，黒色油性マジックでマーキングする。次に採取部である腹部は季肋部，鼠径部，腹壁正中，腹直筋外側縁，腱画，大腿部は鼠径部，下殿溝，膝上もマーキングする。

脂肪吸引や注入の際のカニューレ刺入のための小切開は，赤色油性マジックでデザインする。赤マジックを使用するのは，小切開の部位を区別するためと，黒マジックインクは創部で刺青となる危険性があるためである。

❷スキンプロテクター装着
吸引カニューレ刺入部に0.5％キシロカインEによる局注後に，11番メスにて小切開（stab incision）する。カニューレによる皮膚の圧挫を避けるためにカニューラサイザー／スキンプロテクターもしくは滅菌したストロー（先端をカットして羽根状に広げたもの）を4-0黒ナイロン糸で縫合して，吸引孔を作成する（図1）。

❸Tumescent麻酔
脂肪組織に緊張を加えて脂肪採取を容易とし，止血効果も兼ねるために，1％キシロカインE 20ml＋生理食塩水1,000mlをtumescent液として加圧バッグ下に皮下に浸潤させる。200〜250mlほどの脂肪が必要な時，十分に採取できる脂肪があれば腹部，大腿部前面，後面をそれぞれ1ユニットと考えて，通常，1ユニットに総量1,000mlのtumescent液を注入する（図2）。手前側から皮下に浸潤させて膨化させながら注入する。しばらくしてエピネフリン効果により皮膚色が白くなったら脂肪吸引が可能となる。

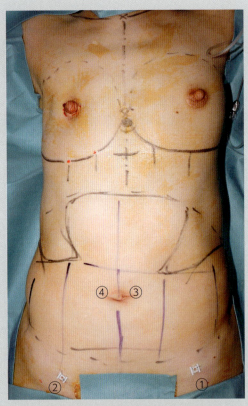

ⓐ 腹部
脂肪吸引は，臍窩内，鼠径部の小切開から行う．腹部をいくつかの区画に分けて，均等に採取する．

①②：左右鼠径部の小切開．カニューラサイザー／プロテクターを装着している状態．脂肪吸引の際に皮膚が挫滅して，術後に傷痕が目立たないようスキンプロテクターの装着が必須の部位である．

③④：左右臍窩内の小切開．脂肪吸引後の傷痕は臍窩内で目立つことがほとんどない．スキンプロテクターは不要である．

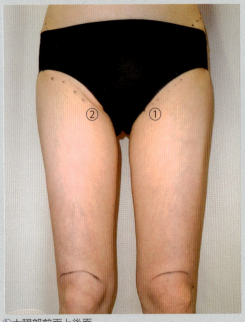 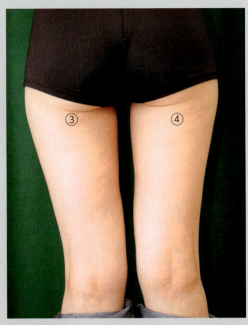

ⓑ 大腿部前面と後面
大腿部前面〜内側面は鼠径部中央（①，②）から，大腿後面は下殿溝の中央部（③，④）の小切開から吸引する．術前に皮膚の凹凸が目立つ場合は，その部位をマーキングしておき，術中この部位を避けて吸引する．

図1　脂肪吸引のデザイン

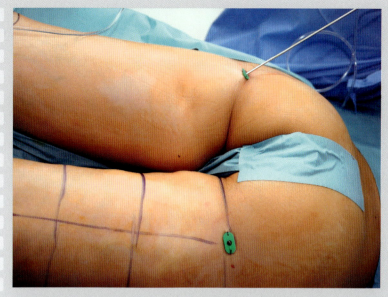

大腿部後面への tumescent 麻酔。皮膚は膨化してエピネフリン効果により白色に変わる。この後、片側を6区画に分けて脂肪吸引を行う
図2 Tumescent 麻酔

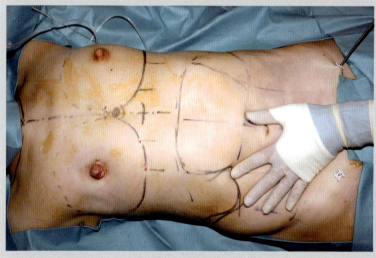

吸引カニューレの先端を手掌部で常に感じながら吸引する。皮膚面が撚れないように術者の手掌部を広げながら吸引する
図3 脂肪吸引

❹脂肪採取

手動式シリンジ吸引で説明する。

10mlや60mlシリンジの内筒の後方にストッパーを装着して、簡易に陰圧をかけながら脂肪採取する。どの部位でも脂肪採取の取りムラ（凸凹）にならないように、手掌を広げて皮膚に緊張をかけながら、吸引カニューレを丁寧に規則正しく動かしながら、また皮下の一定の深さでカニューレの先端を感じながら吸引する（図3）。

真皮直下の浅層からは脂肪採取しないように注意する。取りムラ（凹凸）が目立ちやすくなるからである。

患者ごとに部位や年齢、肥満度（痩せ具合）によっても吸引のしやすさは大きく異なる[1]。

・腹部

臍周囲の皮下脂肪が最も厚いが、この部位は鼠径部からアプローチして採取する。一方で腰部に近い側腹部は臍からアプローチする。

・大腿部前面側から内側面

皮下脂肪も厚く皮下脂肪内の線維質も少ないため最も脂肪吸引が容易であるが、前面から外側よりでは皮膚・皮下脂肪が薄いため、採り過ぎないように注意する。

・大腿部後面

同じ大腿部でも後面は線維質が多くなり、殿

部も張り出しているため，前面よりも吸引が難しくなる[2]。

同じ部位から再び脂肪吸引する場合は，皮下脂肪内の瘢痕により採取が難しいことが多い。この場合，前回の吸引から1年以上の時間を空けることで，瘢痕は成熟化して採取が容易になることが多い。また初回吸引後の瘢痕を少なくするために，最初は侵襲の少ない手動式吸引器を使用することや，術後の皮下出血斑を少なくするために，採取部の圧迫固定をしっかりと行うことが大切である（後述）。

❺吸引終了後

吸引部から十分にTumescent液，血液の排液を促すように用手的にマッサージした後に，吸引孔を5-0モノフィラメント吸収糸で縫合する。

手術手技 II

脂肪の精製

吸引した脂肪はコレクタービンや，吸引用60mlシリンジ内にいったんはプールする（図4ⓐ）。この後に遠心分離して脂肪を精製するのが一般的である。手動式タイプや電動式タイプがあるが，著者らは手動式遠心分離を使うことが多い。一連の操作は，シリンジ外の空気に触れないようにしながら行う。

❶シリンジに移し替える

50mlシリンジ4本にそれぞれに脂肪を移し替える（図4ⓑ）。

❷遠心分離

ハンドルを回転させシリンジが水平になるように遠心分離する。4分間の遠心を行っているが（図4ⓒ），通常は72±10Gの遠心力がかかり，脂肪は2層に分離する（図4ⓓ）。下層（下澄液：tumescent液，赤血球）は廃棄する。

❸カニューレを装着する

上層の脂肪を2.5mlや5mlのシリンジに移して注入用カニューレを装着する。

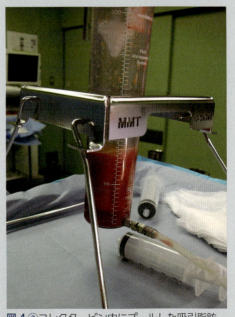

図4 ⓐコレクタービン内にプールした吸引脂肪

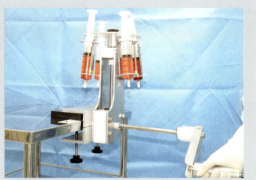

図4 ⓑ手動式遠心分離：50mlシリンジに吸引脂肪を充填している。充填直後のシリンジ内の脂肪は均等である

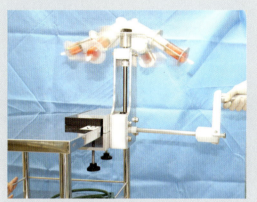

図4 ⓒ手動式遠心分離：4分間，72G±10Gで遠心する

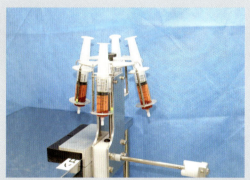

図4 ⓓ手動式遠心分離：2層に分離しており，下澄液（tumescent液＋赤血球）は除去して，上層の脂肪を注入に用いる

図4　遠心分離

手術手技 III

脂肪注入

❶デザイン

術前に立位で，乳房や胸壁のランドマークと脂肪注入部にマーキングを行う（図5）。

❷脂肪の充填

精製された脂肪を，2.5mlや5mlのロック付きシリンジに充填して，主に長さが9cmまたは15cmのColeman脂肪注入用カニューレ（内径1.0mm）を先端に装着する。カニューレの先端はタイプ1（鈍）を主に用いる。

❸注入

注入カニューレ刺入部に0.5%キシロカインEによる局注を行う。

18ゲージ注射針にて乳房下溝線に注入孔をピンホール状に開け，大胸筋下，大胸筋内，皮下の脂肪層の順に，深層から浅層に向かって少量ずつ注入する[3]。1カ所に貯留するように多量に注入すると脂肪壊死となるため，パスタ状に細く線を引くように注入する（図6）。

・大胸筋下，大胸筋内への注入

まず，できるだけ大胸筋線維の走行に沿って，まず注入量の半分以上を大胸筋下や大胸筋内に注入する（図7）。

> 大胸筋内や大胸筋下は乳がん手術時の操作が及んでいないことも多く，血流も豊富で伸展しやすく良い移植床となる。しかし乳房の下極で，最も厚みを形成したい部分は，次第に大胸筋が薄くなり，乳房下溝線部では大胸筋内への注入量を多くすることが困難である。

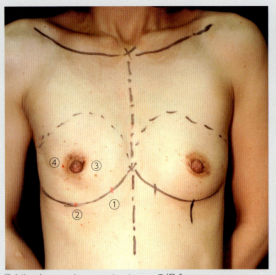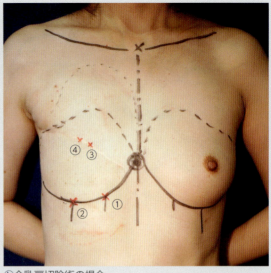

ⓐ Nipple-sparing mastectomy の場合
脂肪注入は，乳房下溝部 2 カ所（①②），乳輪の内外側縁の 2 カ所（③④）から行う

ⓑ全乳房切除術の場合
脂肪注入は，乳房下溝部 2 カ所（①②），手術瘢痕の 2 カ所（③④）から行う

図 5 脂肪注入のデザイン

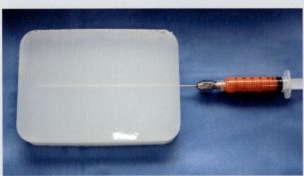

寒天内に Coleman technique で脂肪注入の練習を行っているところ。パスタ状に脂肪注入する
図 6 可視化モデルでのシミュレーション

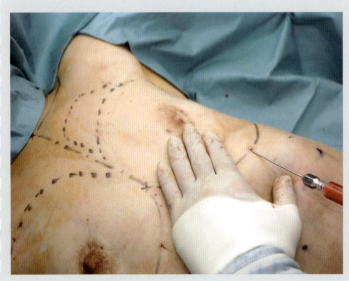

乳房下溝の注入孔から大胸筋線維に沿って大胸筋下や大胸筋内に注入する
図 7 脂肪注入

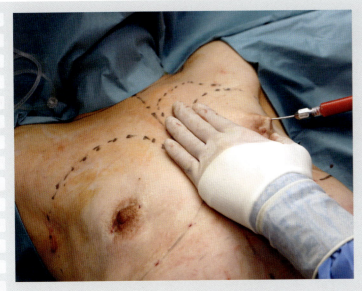

乳輪周囲から，乳房全摘後の場合は胸部正中の瘢痕から皮下へ放射状に注入する
図8 脂肪注入：NSM後の場合

・皮下脂肪層への注入

　乳頭温存乳房切除術（nipple-sparing mastectomy：NSM）の場合は乳輪辺縁，全乳房切除術（total mastectomy：Bt）後の場合は手術創瘢痕の中央付近の注入孔から長さ9cmの曲がりのカニューレを用いて行う。

> 乳頭部分に厚みを増すように放射状に注入する（図8）。

・鎖骨下の陥凹への注入

　鎖骨下は，脂肪注入が最も効果的な結果が得られる部位である。乳房は形態の改善に治療回数がかかるが，鎖骨下から上胸部はほぼ1回の手術で健側と同程度に回復し，開襟シャツの着用も可能となる。患者満足度の高い治療部位でもある。

> 鎖骨下で大胸筋下の深層に注入する際は，鎖骨下静脈を損傷しないように，カニューレの挿入が深すぎないように注意すべきである。

❹閉創

　注入が完了したら，注入孔を6-0モノフィラメントナイロン糸で縫合する。注入孔を含めた乳房全体に厚めのガーゼをあてて，テープ固定を行い手術を終了する。

Tips

●注入部位は目立たない部位を選択する

　乳がん手術時の手術創瘢痕，ドレーン孔の瘢痕などもともとある傷痕や，再建乳房の下溝線や乳輪辺縁など，あまり目立たない部位を選択するようにしている。理想的には多方向から注入すべきであるが，乳房の正中寄りは18ゲージ注射針でもまれに肥厚性瘢痕となることがあり，できるだけ避けるようにしている。

●皮膚・皮下瘢痕を解除する

　脂肪注入を行う際に皮下瘢痕が制限となって，注入用カニューレの挿入が難しい場合や，脂肪注入をしても立体的に広がりにくいことがある。このような場合は先端を曲げた18ゲージ注射針を用いて，少しずつ部位を変えながら皮下瘢痕を切開して解除するのが有効である。この時，スキンフックで皮膚を持ち上げて瘢痕に緊張をかけながら行うのが効果的である（図9）。解除後に大きな巣窟とならずハニカム状に瘢痕を解除するようにイメージしながら行う。

　同様に皮膚表面の瘢痕，皮膚の不足や皮下の萎縮により皮膚の伸展性が不良な場合も18ゲージ注射針にて細かく等間隔に，乳房

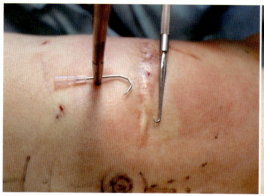 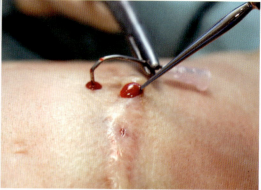

スキンフックで皮膚を持ち上げながら，先端を曲げた18ゲージ注射針で皮下瘢痕を切離する
図9 皮下瘢痕の解除法

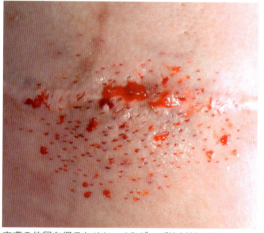

皮膚の伸展を得るために，18ゲージ注射針で細かくたくさん皮膚に小切開を置く
図10 皮膚の伸展法

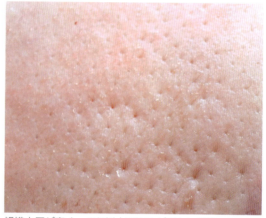

組織内圧が高く，これ以上は注入が難しい状態
図11 橙皮様サイン（peau d'orange sign）

皮膚に多くの小孔を設けて皮膚伸展を行う（図10）。また皮下瘢痕が全体的に強い場合は，先端がV字型のColeman脂肪注入カニューレを用いて多方向から脂肪注入を行う。
● 注入後の組織内圧が高くならないようにする
　脂肪の注入終了の目安となるのは，目標となる乳房の形と大きさが得られている状態が理想である。しかしそれ以前に，注入孔から注入した脂肪が逆に漏出する場合や，乳房皮膚が橙皮様（peau d'orange）となった場合は，入れ過ぎで過圧の状態である（図11）。
　適量で脂肪注入を終了することが最も大切であるため，当科では，A-lineモニターに留置針を接続して，組織内圧を脂肪注入の前後で測定して過圧にならないように注意している。皮下組織や大胸筋が薄く，皮下瘢痕も強い場合は，注入前から高い組織内圧が計測されることも多い。皮下瘢痕を解除しながら注入して，前後の数値の変化を注視する。

【文 献】

1) 市田正成：脂肪吸引・注入術．スキル美容外科手術アトラスII．pp2-39, 文光堂，東京，2005
2) Mang WL: Manual of aesthetic surgery 2. pp157-201, Springer, Berlin 2005
3) Coleman SR, Saboeiro AP: Fat grafting to the breast revisited: safety and efficacy. Plast Reconstr Surg 119: 775-785, 2007

1. 基礎編
4）体外式乳房拡張器の併用

佐武利彦，武藤真由

脂肪注入量を増やすために，術前，体外式乳房拡張器を用いて移植のためのスペースを拡大する工夫が行われている（表）。大胸筋内や大胸筋下，皮下脂肪に持続的に陰圧をかけ続けることにより，これらの移植床の血行を増大させつつ組織内圧を下げる。また，術後には，移植脂肪の生着のために，安静を保持する目的でも同機械が用いられている。

体外式乳房拡張器は，注入脂肪の生着を高める効果が期待できる一方，装着による瘙痒感，痛み，皮膚トラブルが頻発するため，実際には使用しないで脂肪注入を行う術者も多い。本項では，乳房再建における体外式乳房拡張器の有用性，問題点および対策について述べる。

BRAVA®

背景

代表的な体外式乳房拡張器であるBRAVA®（BRAVA USA社，米国）は，持続的な装着で1カップ程度の豊胸効果がある装置として開発され，本邦でも一時的に使用されたが，装着の煩わしさや接触性皮膚炎などの合併症などの理由により廃れた。しかしKhouriら[1]により，脂肪注入の前後に併用することで脂肪生着率を向上させる装置として，最近有用性が再認識された。

移植床に積極的に働きかけて脂肪の生着率を高めるBRAVA®は画期的であったが，2016年より世界的に使用できない状況が続いている。新しい体外式乳房拡張器の登場が望まれる。

システム

アナトミカル型のドーム部分をTチューブやフィルターを介して電動の陰圧モーターに接続した状態で胸壁に装着する（図1）。一定の弱い陰圧（15～30mmHg）をかけることで組織の容積を拡大させ，間質圧を下げ，血流を増強させる。

効果

容積拡大の効果は1日10時間装着することで最大となり，10週間後には一定値に達する。Khouriら[2]はBRAVA®を併用することで脂肪注入の生着率が向上し，豊胸では82±18%と高い生着率であると報告している。また，250ml以上の大容量の脂肪注入では，通常では間質圧が上昇し血行障害や脂肪滴の癒合が起こり中心部の壊死を生じるが，BRAVA®を併用することで間質圧を下げ血行を良くすることができ，大容量の脂肪注入を可能にすると述べ

表　体外式乳房拡張器の効果
①移植床の容積を拡大する
②移植床の組織内圧を下げる
③移植床の血流を増大させる
④移植床の安静を保持する

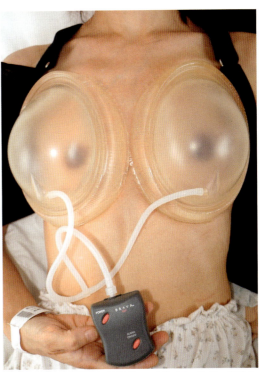

アナトミカル型ドームがTチューブ，フィルターを介して電動の持続陰圧モーターに接続されている。ドームは可変性があり接触面は粘着性となっている。ドームがはずれないようにベストにて覆う

図1　BRAVA®システム

ている。要するに，移植脂肪体積に対する移植床容積の割合が大きいほど高い生着率が見込めるため，BRAVA®で移植床体積を大きくし，しかも同時に血流を良くして一石二鳥の効果が期待できるというわけである。私たちの経験では，乳房再建での脂肪生着率は，通常の脂肪注入で30～40％程度，BRAVA®を併用して40～50％程度と考えている[3]。

欧米では，BRAVA®を併用せずとも十分な脂肪生着率が望めると意見する医師も多い。日本人は痩せている患者も多いが，乳房の皮下脂肪や大胸筋が薄く，また乳がん術後は皮下脂肪も切除されさらに薄くなる。このため，全乳房再建など大容量の脂肪注入が必要な場合は，BRAVA®を併用して少しでも移植床体積を増加すべきであると考えている。また，痩せていると脂肪採取量にも限りがあるため，生着率向上をめざす観点からもBRAVA®は必要と考える。

使用上の注意

まず患者に30分程度装着してみて違和感や痛みに耐えられるかどうか試用してみることが大切である。術前後の4週間装着することを基本としている。

術前は，初日は2時間，2日目は4時間と徐々に延長して，乳房皮膚を慣らしていく。できれば1日8～10時間の装着が理想的であるが，臨機応変に対応する。

術後は，2日目より再開し，10時間の装着を連日行う。患者の就労状況や乳房皮膚のコンディションにより，装着期間や時間を短縮する場合もある。

Noogleberry®

現在，本邦で使用可能な装置はNoogleberry®（Noogleberry社，英国）のみとなっている。

システム

BRAVA®と似ているが，基本構造はとてもシンプルである。ポリウレタン製のアタッチメントをラウンド型のドームに固定して，エクステンションTチューブを介して，ハンドポンプに連結する（図2）。ハンドポンプにより陰圧を保持し続けるために，定時的にポンプを調整する必要がある。プラスティック型ドームのため，BRAVA®のように胸壁の形態に沿って可変できないが，付属するアタッチメントにより胸壁への密着性を高めることができる。また製品がBRAVA®よりも安価なため，再建乳房の進捗によりドームサイズを交換していくことも可能である。

使用上の注意

ハンドポンプのため長時間の装着が難しい。そのため1日3回（朝1回，夜2回）で，1回の使用時間が45分程度の装着としている。

スキンケアの重要性

体外式乳房拡張器を併用した脂肪注入による乳房再建が決まったら，乳房のスキントラブルを予防するために皮膚の保湿に努めるように指示している。具体的には，1日2回（朝，夜），ヘパリン類似物質軟膏（ヒルドイドソフト®軟膏：マルホ社，日本）を胸壁全体に塗布して，皮脂欠乏の回復を図る。

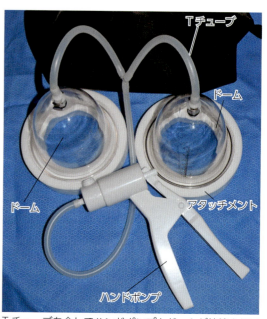

Tチューブを介してハンドポンプとドームが接続されている。ポリウレタン製のアタッチメントをドームに装着して使用する

図2　Noogleberry®（Noogleberry社，英国）システム

部位

皮膚トラブルを合併しやすい部位は，ドームの基底部である。

BRAVA®では，ベースラインが粘着性となっており，NoogleBerry®では，非固着性のポリウレタンとなっている。吸引時には強い圧迫とずれ力が加わる。脱着を繰り返すことにより，BRAVA®では半数以上の患者で接触性皮膚炎となる（図3）[4]が，Noogleberry®では少ない。

対策

発赤が強い場合は，ステロイドクリームや軟膏の外用療法を継続している。当科では，皮膚トラブルを起こしやすい患者にはあらかじめ，ドームのベースラインを固定する予定の胸壁皮膚に予防的に透過性フィルムドレッシング（エアウォール：skinix®，共和社，日本）を貼ることも多い（図4）。

また，ドーム内は体温による加温，発汗などにより蒸れやすい状況であり，伸展した乳房皮膚はドームの内側に干渉して皮膚トラブルを起こしやすいため，注意が必要である。

ドームをはずした後は，スキンケアに加えて，ドーム部分の保清にも気を配るべきであり，患者への十分な指導が必要である。

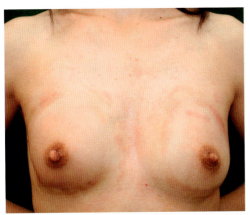

体外式乳房拡張器を繰り返して装着したため，接触性皮膚炎となっている。ステロイドの外用剤を用いて治療する

図3 接触性皮膚炎

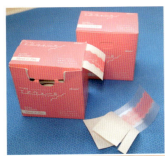

（エアウォール skinix®，共和社）

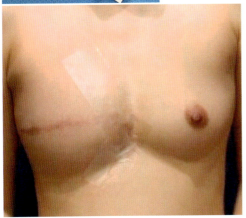

体外式乳房拡張器を装着する皮膚面に貼り付ける。交換は2〜3日ごとに行う

図4 透過性フィルムドレッシングによる接触性皮膚炎の予防

【文　献】

1) Khouri RK, Rigotti G, Khouri RK Jr, et al: Tissue-engineered breast reconstruction with Brava-assisted fat grafting: a 7-year, 488-patient, multicenter experience. Plast Reconstr Surg 135: 643-658, 2015

2) Khouri RK, Eisenmann-Klein M, Cardoso E, et al: Brava and autologous fat transfer is a safe and effective breast augmentation alternative: results of a 6-year, 81-patient, prospective multicenter study. Plast Reconstr Surg 129: 1173-1187, 2012

3) 武藤真由，佐武利彦，長谷川佳子ほか：脂肪注入移植の術前術後管理に体外式乳房拡張器を併用した乳房再建．形成外科 59：476-485, 2016

4) Uda H, Sugawara Y, Sarukawa S, et al: Brava and autologous fat grafting for breast reconstruction after cancer surgery. Plast Reconstr Surg 133: 203-213, 2014

1. 基礎編
5）術後管理と合併症対策

佐武利彦，菅原　順

術後管理

体外式乳房拡張器を併用する症例では，装着する期間は術後浮腫が持続するが，止めてから2カ月（術後3カ月）もすると浮腫は改善しており，生着して再構築された脂肪組織は軟らかく触知することができるようになる。しかし脂肪注入後に，生着しなかった移植した脂肪が最終的に吸収されて，再建した乳房の大きさと形が落ち着いた状態になるのは，おおむね術後6カ月ほどであると私たちは考えている。実際にはそれ以降もゆるやかに変化が持続している。

脂肪の生着を高めるためには，術後3カ月までを目途に管理する必要がある。注入した脂肪が生着するためには，最初は血行再開までの間は間質液から栄養を得てガス交換する必要がある。その後，移植床となる皮下脂肪，大胸筋，筋膜や結合織内からの血管新生と血行再開により，移植脂肪が生着する。このように，植皮と似たような過程を経る。

以下に，術後管理の要点を挙げる（表1）。

● 局所の安静が重要である

最も血行が良く，脂肪が多く注入されるのが大胸筋であるが，再建側の上肢の運動を完全に止めることは困難である。患者には術後10日間は意識的に再建側の肩関節の運動を制限してもらい，その後は日常生活で肩関節，上肢を動かすことは許可している。また，2カ月間は激しい運動は避けるように指導している。

● 強い圧迫を避ける

再建した乳房は両胸とも全体を乳帯（図）でカバーして，腹臥位での体幹マッサージなど強い圧迫を避けるようにする。体外式乳房拡張器を使用する場合，術後2日から開始しているが，術後は術前よりも腫れなどの炎症所見が強く，縫合した針穴からの浸出液も認められる。接触性皮膚炎も多くなるため，ステロイド外用剤を使用して治療する。

● 下着は術後2カ月間，乳帯を使用する

3カ月以降はワイヤレスのブラジャーの着用を許可する。皮弁再建後で再建乳房の大きさや形態の左右差が強い場合，下着やパッドによる乳房の皮膚の接触性皮膚炎が発生することも多いが，脂肪注入は前後で皮膚の知覚は変わらないので，形や大きさの左右差があっても，皮膚障害は少ない。

● ドナー部の圧迫固定は1週間行う

腹部や腰部はマジックベルト式の腹帯，大腿部はガードルや弾性包帯で1週〜10日間ほど強めに圧迫固定する。脂肪吸引後の皮下出血斑は通常は3週間程度で軽快する。

表1　術後管理

①術後10日間の肩関節の運動を制限する
②術後2カ月間は激しい運動は控える
③術後2カ月間は腹臥位でのマッサージを控える
④再建乳房のスキンケアを行う
⑤術後2カ月間は乳帯を着用する
⑥術後3カ月以降はワイヤレス・ブラジャーを着用する
⑦術後10日間は脂肪採取部を腹帯やガードルで圧迫固定する

表2　合併症

	周術期	晩期
脂肪吸引部	皮下出血斑，漿液腫，筋体損傷，血腫，感染，皮膚穿孔，腹腔内穿孔，肺塞栓など	皮膚面の凹凸不整，皮膚弛緩，知覚鈍麻，色素沈着　など
脂肪注入部	気胸，感染　など	脂肪壊死（皮下硬結，オイルシスト，石灰化）　など

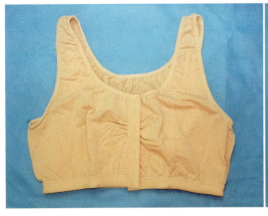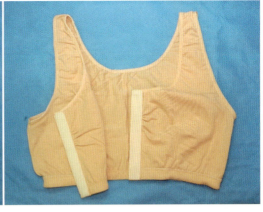

脂肪注入による乳房再建後に使用する下着。ノンワイヤーのソフト・ブラジャーで，コットン素材のため手術後の乳房皮膚にも低刺激である。前開きで創部の観察も容易にできる。
図　乳帯（ホスピタブル・ロング®，KEA工房製，日本）

合併症対策

脂肪注入後の合併症はまれである。

気胸

術後早期に起こり得るが，症状から推察される場合，ただちに胸部X線撮影を行い，呼吸器内科・外科医にコンサルテーションすべきである（表2）。

感染

極めて少ないが，照射例で変形が強く皮下瘢痕が硬い場合，注入した脂肪が1カ所に貯留すると生着せず，感染のリスクも高まる。もともと血行の不良な移植床に血行のない脂肪を移植しているので，清潔操作を徹底して，術後も感染予防のため抗生剤の内服投与を1週間ほど継続する。

また，療養するよう患者に指導すべきである。発赤が持続して痛みが続くようなら，入院治療として抗生剤を点滴投与に切り替える。排膿するような状況になると，感染が乳房全体に広がるため，可能な範囲で注入孔から移植脂肪を排出させるべきである。出血や血腫にて止血操作が必要になる症例はまれである。

術後数カ月から晩期の合併症

脂肪壊死による硬結，オイルシスト，石灰化などがある。脂肪注入による再建途上で，硬結やオイルシストが触知される場合，超音波やMRIによる画像評価後に，この部分を吸引や穿刺により除去すべきである。治療後には再度，画像で確認するが，次回の脂肪注入が必要な場合は，一定期間あけてから行うようにする。

ドナー部の合併症

多いものは，吸引後の採りムラや凸凹である[1]。皮下脂肪が比較的硬い部位がそのようになる傾向があり，腹部や大腿部後面では注意する。腹部の皮膚弛緩や妊娠線が目立つ場合，吸引しすぎると腹部のしわや凸凹がより目立つことが多いため，術前に患者によく説明する。採り残しにより凸部となっている場合は，次回の手術時に吸引し，採りすぎの凹部は脂肪注入で修正する。

【文　献】
1) 市田正成：脂肪吸引・注入術．スキル美容外科手術アトラスⅡ，pp6-49，文光堂，東京，2005

2. 応用編
1) 皮弁・乳房インプラントによる乳房再建例への併用

佐武利彦, 武藤真由

　皮弁や乳房インプラントによる再建直後の乳房は大きさや形態が良好でも, 術後経過で変形が目立つことがある。脂肪注入は手術手技が比較的容易で, 再建乳房の皮膚表面の凸凹, 萎縮した組織の増量, 乳頭乳輪部分の小隆起の改善, 乳房インプラント辺縁の輪郭の目立つ部分を修正することが可能である。私たちは乳頭乳輪再建時に, 再建乳房の修正手段として脂肪注入を多用している。

　また, 乳房インプラント再建例では, 乳頭乳輪再建時以外にTEから乳房インプラントへの入れ換え時にも, 皮下脂肪が明らかに薄い部分を修正することができる。1回の脂肪注入で修正が不十分な場合でも, 必要なら時間をおいて何度でも繰り返すことができる。

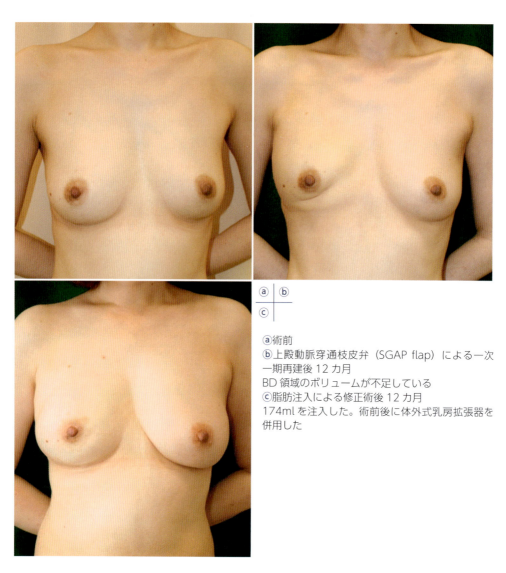

ⓐ術前
ⓑ上殿動脈穿通枝皮弁（SGAP flap）による一次一期再建後12カ月
BD領域のボリュームが不足している
ⓒ脂肪注入による修正術後12カ月
174mlを注入した。術前後に体外式乳房拡張器を併用した

図1 NSM後の上殿動脈穿通枝皮弁（SGAP flap）による一次一期再建例（44歳, 右乳がん）

皮弁による乳房再建例への併用

広背筋皮弁や遊離深下腹壁動脈穿通枝皮弁（DIEP flap）などの自家組織による乳房再建例でも，移植皮弁の容量不足，術後の筋体の廃用性萎縮，部分壊死，体重減少による移植皮弁の痩せ・乳房の皮膚弛緩により，修正を要することがある。この修正には脂肪注入が有効である[1]。

広背筋皮弁による乳房再建は，現在も多くの施設で温存後や全乳房切除術後の再建例に利用されているが，長期的には筋体部分の廃用性萎縮で容量不足がしばしば問題となっている。二期的な修正として脂肪注入は有用であるが，最近では広背筋皮弁移植時に，同時に筋体内に注入を行うという報告も見られる[2]。

方法

皮弁再建例では，乳房の皮下，移植（筋）皮弁内，大胸筋内および大胸筋下と，血行の良い組織内であれば全層にわたって脂肪注入が可能である。鎖骨下の小範囲の浅い陥凹であれば，皮下や大胸筋内への1回の脂肪注入でも十分

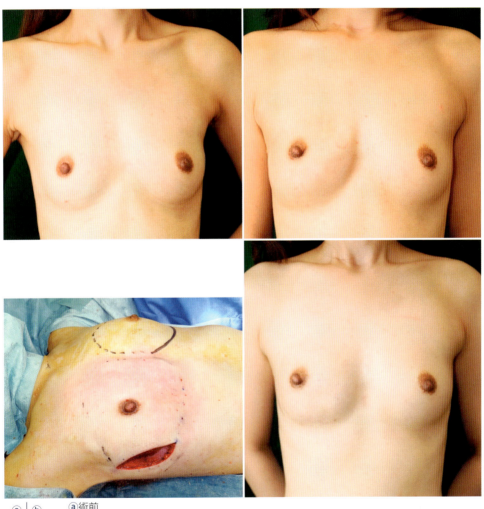

ⓐ｜ⓑ
ⓒ｜ⓓ

ⓐ術前
ⓑNSM後の組織拡張術後6カ月：AB領域の皮膚が菲薄化している
ⓒ乳房の外側切開創より，まずTEから乳房インプラントへの入替えを行い，その後に乳房全域の皮下からカプセル上に脂肪注入（114ml）を行った。写真は創閉鎖直前の状態。
ⓓ術後12カ月

図2　NSM後の乳房インプラントによる一次二期再建例（30歳，右乳がん）

に修正効果が得られる。
- 移植皮弁の脱上皮した真皮が埋入されている場合

    この真皮部分が障壁となり注入用の鈍針カニューレを深部へ通過させることが難しいが，18ゲージ注射針にて真皮に切開を入れると，カニューレ挿入が容易となる。
- 組織不足により変形が強く目立つ場合

    体外式乳房拡張器を用いて，移植床の血行付加，組織内圧を低く保ち，注入量を増やすなどの工夫が必要である（図1）[3]。
- 皮弁の部分壊死を合併した症例

    あらかじめ壊死部分を除去したうえで，時間をおいてから二次的に脂肪注入による修正を行うのがよい。壊死組織の除去と同時に行う場合は，大胸筋内に限定して注入すべきである。
- 遊離皮弁が全壊死した症例

    再び遊離皮弁による再建を行うことはまれである。当科では自家組織再建の希望が強い患者に対して，壊死組織を完全に除去した後に，脂肪注入を繰り返すことにより，全乳房再建を行っている。

乳房インプラント再建への併用

　脂肪注入は，TE抜去とインプラント交換時，同時に，皮下脂肪の薄い部分に併用することが可能である。また乳房インプラントで再建済みの症例で，インプラント上縁の輪郭が目立つ場合や皮下脂肪が薄い部位に対し，二次修正として適応することもできる[1]。

方法

　全乳房切除術（total mastectomy：Bt）後で，乳房を横断する手術創瘢痕がある場合，TEを取り出しインプラントを挿入するための皮膚切開線は，なるべく腋窩に近い外側の小切開線とする。また乳房外側切開からの乳頭温存乳房切除術（nipple-sparing mastectomy：NSM）の場合も，腋窩側に近い手術創瘢痕内を切開してアプローチする。乳房の外側から乳房の上下縁，正中部分を経由して内側縁へと乳房全域にわたって満遍なく脂肪を注入するためである。
- インプラントへの交換の際に脂肪注入を行う場合

    まず，TEの抜去後にインプラントを仮に入れた状態で，注入による修正が必要な部位をマーキングする。次に空のカプセル内に術者の手を入れて，大胸筋と皮下脂肪の厚みをピンチで確認しつつ，注入用カニューレの先端を触知しながら，乳がんの手術創瘢痕，乳輪辺縁，乳房下溝線から注入する（図2）。注入により乳房全域の厚みが増してくるが，カプセル内が狭くなるとインプラント挿入が難しくなるため，注意が必要である。創閉鎖前には生食水にてカプセル内を十分に洗浄して，ドレーンを先に挿入してから，インプラントを留置する。
- 乳がん術後で皮膚皮下脂肪が厚く温存され，もともと大胸筋も厚い症例

    TEからインプラントへの入れ換え時に，脂肪注入量を多くすることで，挿入を予定していたインプラントのサイズを小さくすることも可能である。

【文　献】

1) Spear SL, Wilson HB, Lockwood MD: Fat injection to correct contour deformities in the reconstructed breast. Plast Reconstr Surg 116: 1300-1305, 2005
2) Zhu L, Mohan AT, Vijayasekaran A, et al: Maximizing the volume of latissimus dorsi flap in autologous breast reconstruction with simultaneous multisite fat grafting. Aesthet Surg J 36: 169-178, 2016
3) 筋師優佳, 佐武利彦, 小川真里奈: 遊離穿通枝皮弁による乳房再建後に体外式乳房拡張器（Brava）を併用して脂肪注入による修正術を行った症例の検討. 形成外科 59: 654-662, 2016

2. 応用編
2）皮下乳腺全摘術（NSM/SSM）後の乳房再建

佐武利彦，志茂 新

　乳頭温存乳房切除術（nipple-sparing mastectomy：NSM）や皮膚温存乳房切除術（skin-sparing mastectomy：SSM）によって皮膚・皮下脂肪ができるだけ温存されている方が，全乳房切除術後よりも脂肪注入による増大効果が得やすい。NSMでは乳頭乳輪が残されているので，さらに整容性の高い再建が可能である（図1)[1]。

　しかし，温存された乳頭乳輪部分は，直下は薄く皮下脂肪がないため萎縮するし，大胸筋上

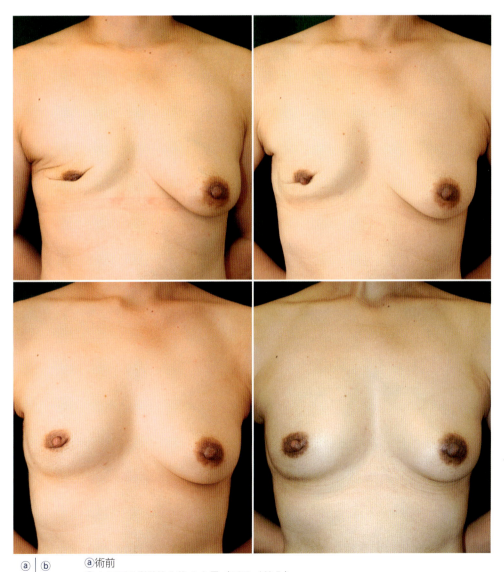

ⓐ	ⓑ
ⓒ	ⓓ

ⓐ術前
ⓑ1回目の脂肪注入後6カ月（197ml注入）
ⓒ2回目の脂肪注入後6カ月（373ml注入）
ⓓ3回目の脂肪注入後6カ月（205ml注入）

図1 NSM後の脂肪注入による二次再建例（51歳，右乳がん）

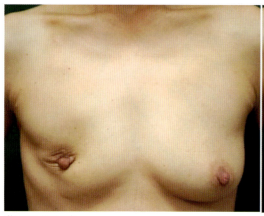 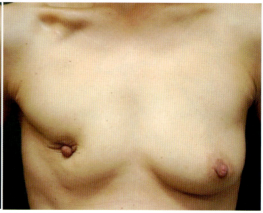

動いていない時　　　　　　　　　　　動かしている時
　　　　　　　　　　　　　　　　　　大胸筋の動きに伴い，乳頭乳輪が引き込まれているのが確認できる

NSMでは，乳頭乳輪およびその周囲の皮下脂肪が薄く，大胸筋直上に真皮裏面が癒着している．そのため，大胸筋が動くと乳頭乳輪と周囲皮膚が動くことがある．注入した脂肪が生着しにくい部位でもある
図2　大胸筋の運動

に癒着して動きが目立つこともある．また，血行障害がある場合は瘢痕化して，脂肪注入の制限となることもあるため，NSM後の再建では乳頭乳輪部分に注視して治療を進めていくことが大切である．

NSM後の再建

●大胸筋の動きを皮膚面に伝わりにくくする工夫
　NSM後では，乳頭乳輪直下には皮下脂肪がない．また，腫瘍の占拠部位直上の皮下脂肪も薄くなっている．このように皮下脂肪の薄い部位が大胸筋と癒着して治癒すると，乳頭乳輪部や，乳房皮膚が大胸筋の動きに伴って動くことがある（図2）．より多くの脂肪を大胸筋内に移植して厚みを増すことが乳房再建のゴールにつながるが，大胸筋の動きを皮膚面に伝わりにくくするためには，初回の脂肪注入時より大胸筋直上に皮下脂肪層を形成して，努めてその厚みを増していくことが重要である．

●乳頭乳輪部の瘢痕を解除する
　温存された乳頭乳輪は，症例によりさまざまである．健側の乳頭乳輪と同形同大で軟らかく血行障害がないものから，温存されたも

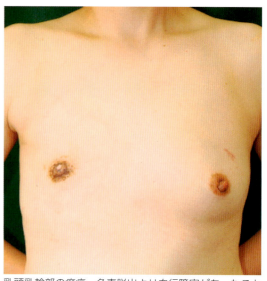

乳頭乳輪部の瘢痕・色素脱出より血行障害があったことが示唆される．この部分の皮膚は硬く萎縮していることも多いので，脂肪注入を行っても皮膚が拡張しづらい
図3　乳頭乳輪部の瘢痕
（左右乳がん，NSM後1年8カ月）

のの血行障害により瘢痕化して平坦で，色素脱出を呈した状態のものもある（図3）．
　瘢痕化した乳頭乳輪は，硬く伸展性に劣るため，通常は高い組織内圧のため瘢痕直下への脂肪注入も難しい場合が多い．18ゲージ注射針にて乳頭乳輪，周囲皮膚に小切開をた

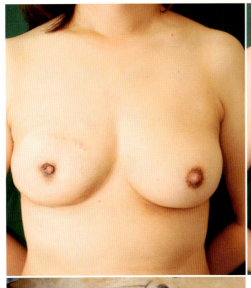
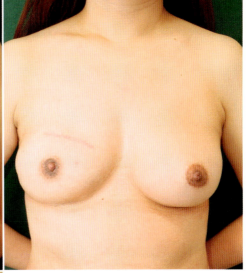
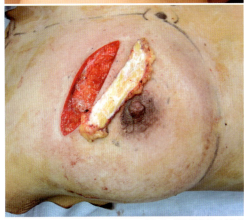

a	c
b	

ⓐ乳頭乳輪の修正前
2回の脂肪注入により，乳房の形態と大きさは改善しているが，乳頭乳輪部は小さく，陥凹している
ⓑ真皮脂肪移植
ⓒ乳頭乳輪裏面への真皮脂肪移植後12カ月：乳頭乳輪の陥凹が修正されている

脂肪注入を繰り返すことにより乳房の対称性は得られても，乳輪は小さく，しわがあり，乳頭は凹んでいることも多い．脂肪注入のみでは修復が難しいため，真皮脂肪移植を行い修正することもある

図4　乳頭乳輪の形状と大きさを整える工夫：真皮脂肪移植
NSM後の脂肪注入による二次再建例（45歳，右乳がん全摘後12カ月）

くさん入れ，皮下瘢痕が強い場合も同様に注射針で解除しながら脂肪注入を進める．
●乳頭乳輪の大きさと形状を整える工夫
　乳頭乳輪が残っていても，乳腺組織を切除した後は下支えする組織がないため，乳頭乳輪は通常は萎縮している．脂肪注入により皮下や大胸筋内の体積がある程度増えても，脂肪注入直後の腫れが改善すると再び萎縮する．私たちは脂肪注入によって容量を回復させた後に，乳頭直下に真皮面を上にした真皮脂肪注入を行うことで改善を図ることも多い（図4）．
●乳頭乳輪の位置を保つ工夫
　NSM後の乳房インプラント再建では，しばしば再建側の乳頭乳輪の位置異常が問題となるが，乳房皮下に皮弁移植を行う場合は，乳頭乳輪の垂直方向の高さの調整が容易である．脂肪注入も同じように，大胸筋内，大胸筋下だけでなく，皮下にも脂肪を充填して皮下瘢痕が解除された状態で定着すれば，乳頭乳輪は元と同じ位置に落ち着く．

【文　献】
1) Longo B, Laporta R, Sorotos M, et al: Total breast reconstruction using autologous fat grafting following nipple-sparing mastectomy in irradiated and non-irradiated patients. Aesthet Plast Surg 38: 1101-1108, 2014

2. 応用編
3）全乳房切除術後の乳房再建

佐武利彦，武藤真由

脂肪注入の適応

- 皮膚不足が大きい場合は，脂肪注入による再建の適応とはなりにくい
- 皮膚欠損が少なく皮下脂肪が温存されている症例では，再建の選択肢となる（図1）
- 治療回数が多くてもよいならDカップ以上の大きな乳房も再建可能である
- 健側乳房が大きく下垂している症例では，再

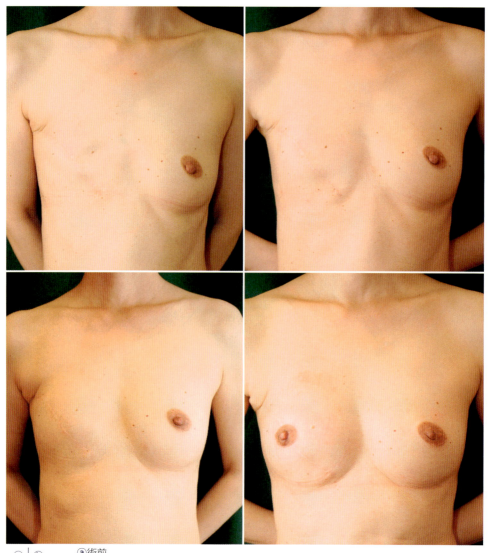

a	b
c	d

ⓐ術前
ⓑ 1回目の脂肪注入後6カ月　275ml 注入
ⓒ 2回目の脂肪注入後6カ月　220ml 注入：また，健側乳房の増大術（180ml 脂肪注入）を行った
ⓓ 3回目の脂肪注入後12カ月　180ml 注入

図1 全乳房切除術後の脂肪注入による二次再建例（51歳，右乳がん，全摘後12カ月）

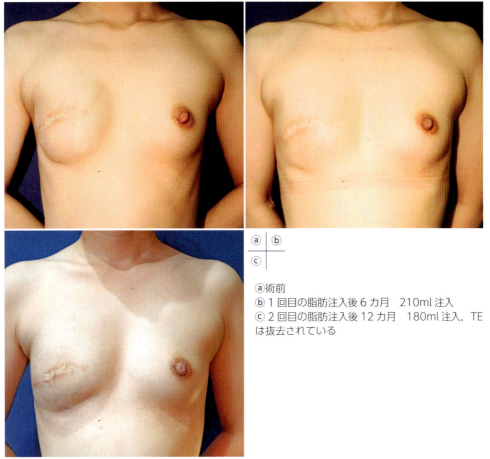

ⓐ術前
ⓑ 1 回目の脂肪注入後 6 カ月　210ml 注入
ⓒ 2 回目の脂肪注入後 12 カ月　180ml 注入，TE は抜去されている

図 2　全乳房切除術後の脂肪注入による一次二期再建例
(40 歳，右乳がん，術後 12 カ月：全乳房切除術と同時に TE 挿入術が施行された)

建側の乳房を小さく再建しつつ，健側乳房の縮小術を併用するのがより現実的である

TE 併用法

TE を皮下[1]もしくは大胸筋下[2]に挿入して健側乳房よりも大きく拡張し，段階的に生理食塩水を減らしながら皮下からカプセルの間に脂肪注入を行って大きさを回復させたのち，最終的に TE を抜去する方法である。TE 拡張により皮膚欠損を補いつつ，注入時には逆に TE を弛緩させることにより組織内圧を下げて，注入脂肪が生着しやすい環境をつくることが主目的である[2]。それ以外に，TE 挿入によって形成されたカプセルは，血行に富み脂肪の生着にとって良い環境を提供しつつ，カプセル内へ注入脂肪を漏出させないバリアにもなる[1]。

全乳房切除術後で TE 挿入により皮膚伸展がスムースに得られる症例が本法の適応である(皮膚欠損が大きい症例では，皮膚不足を補える皮弁再建が最も良い適応である)(図 2)。

乳房インプラント再建後の脂肪への置換

乳房インプラントによる再建後に，被膜拘縮による違和感，痛みや変形を訴える患者もいるが，改善策の 1 つとして自家脂肪への置換がある。

皮下や大胸筋に厚みがあり，容量が 100ml 前半の小さなインプラントなら，抜去と同時に皮下からカプセル間に脂肪を注入することが可能であるが，術後に追加注入が必要となることが多い。

150ml 以上の大きさのインプラントなら，初回手術時にインプラントから TE に置換して，TE 併用法に準じて脂肪注入を繰り返して

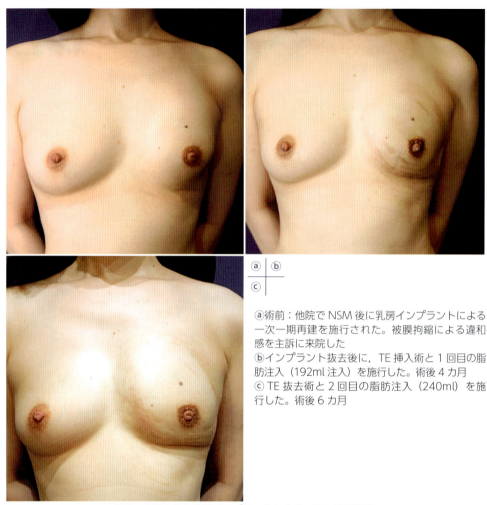

ⓐ術前：他院でNSM後に乳房インプラントによる一次一期再建を施行された。被膜拘縮による違和感を主訴に来院した
ⓑインプラント抜去後に，TE挿入術と1回目の脂肪注入（192ml注入）を施行した。術後4カ月
ⓒTE抜去術と2回目の脂肪注入（240ml）を施行した。術後6カ月

図3　NSM後の乳房インプラントによる一次一期再建例
（40歳，左乳がん，インプラントによる再建後12カ月）

再建乳房を脂肪で置換しつつ，TEの生理食塩水を減らして最終的にTEを抜去する（図3）。

放射線照射例の再建

全乳房切除術後の照射例に対して，脂肪注入のみで再建を完結させるのは困難である。照射例では，皮膚のターンオーバーや付属器の傷害により皮膚は薄く乾燥しているため，体外式乳房拡張器を使用すると，多くの症例で通常よりも強い接触性皮膚炎などを認める（図4）。また，下床の脂肪や大胸筋の血行も不良である。腋窩リンパ節郭清後で，漿液腫を合併した症例では，皮下に厚い瘢痕を形成している症例も多い。そのため，脂肪注入の適応となりにくく，皮弁による再建が現実的である。

脂肪注入を行う場合は，少量で頻回に注入するのが現実的である。形態再建というより，移植床の再活性化（revitalization），肥沃化（fertilization）を主な目的として行う[3]。この場合，脂肪由来再生幹細胞を含む間質血管細胞群を移植脂肪に付加して脂肪注入する方法が選択肢の1つになる。

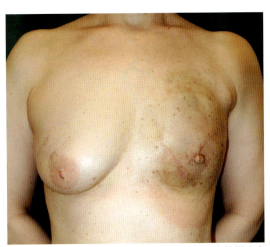

拡張器による乳房皮膚の色素沈着，多発する疣贅様皮膚病変が認められる。3回の脂肪注入を行うが，乳房マウンドは未完成の状況である

図4 放射線照射例の脂肪注入による二次再建例
(58歳，左乳がん，全摘後1年6カ月，放射線治療12カ月)

【文 献】

1) Stillaert FB, Sommeling C, D'Arpa S, et al: Intratissular expansion-mediated, serial fat grafting: A step-by-step working algorithm to achieve 3D biological harmony in autologous breast reconstruction. J Plast Reconstr Aesthet Surg 69: 1579-1587, 2016

2) 辻直子，吉村浩太郎，波利井清紀：段階的脂肪由来幹細胞付加脂肪注入（Step-CAL）による乳房再建. 形成外科 59：496-504, 2016

3) Rigotti G, Marchi A, Galiè M, et al: Clinical treatment of radiotherapy tissue damage by lipoaspirate transplant: a healing process mediated by adipose-derived adult stem cells. Plast Reconstr Surg 19: 1409-1422, 2007

2. 応用編
4) 乳房温存療法後の乳房再建

佐武利彦，武藤真由

　乳房温存療法後の脂肪注入による乳房再建は，症例ごとに治療の難しさが異なる。皮膚や組織欠損が大きく強い乳房変形を呈し，乳頭乳輪の位置や向きも左右差が著しい場合は，脂肪注入での再建は難しいため適応からはずれる。

脂肪注入の適応

①部分的に浅い陥凹変形を認めるもの
②皮下瘢痕があまり強くないもの
③皮膚欠損が少ないもの
④乳頭の位置の左右差が少ないもの
⑤照射後1年以上経過しており，
⑥皮膚の浮腫，皮下の硬結を認めないもの（表，図1）

　欠損や変形は部分的であっても治療は難しく，少量の脂肪注入が安全だが，治療回数がかかることを患者には事前に説明する。

注入部位

　脂肪注入する層は，皮下脂肪，大胸筋内，大

表　乳房温存療法後の脂肪注入の適応
①部分的に浅い陥凹を認める
②皮下の瘢痕拘縮が強くない
③皮膚欠損が少ない
④乳頭の位置の左右差の少ないもの
⑤照射後1年以上経過している
⑥乳房皮膚の浮腫，皮下の硬結を認めない

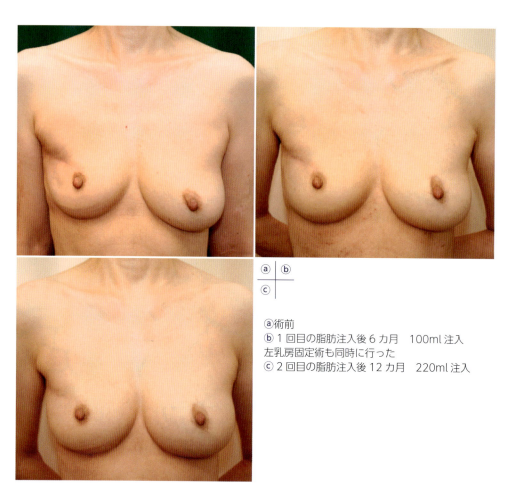

ⓐ術前
ⓑ1回目の脂肪注入後6カ月　100ml注入
左乳房固定術も同時に行った
ⓒ2回目の脂肪注入後12カ月　220ml注入

図1　乳房温存療法後の脂肪注入による二次再建例
（59歳，右乳がん，乳房温存療法術後1年6カ月，CE領域の変形）

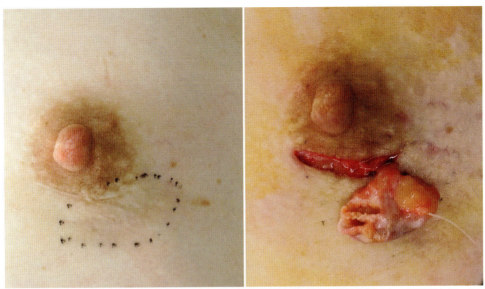

温存後に脂肪注入による再建を行ったが，BD領域皮下（点線枠内）に硬結を認めた．摘出術を行った．摘出検体の割面はシスト様であった
図2 脂肪注入後の脂肪壊死（オイルシスト）

胸筋下である．欠損部位が皮下の浅層でも，最初にこの部位に脂肪注入すると，深部への注入が難しくなる．深層から順に浅層へと注入する層を少しずつ変えていくことが大切である．

温存された乳腺組織内への脂肪注入は避けるべきである．生着が悪いと脂肪壊死となり石灰化を来たす恐れがあり，乳がんの局所再発や新たな二次性乳がんの発生との鑑別が必要となるからである．乳腺組織は，皮下脂肪，大胸筋よりも硬く，手術や放射線照射後はさらに硬さが増し，注入用の鈍針カニューレでは抵抗も強く乳腺組織内に入ることはまれである．しかし，乳頭乳輪近くの瘢痕を18ゲージ注射針で解除しながら脂肪注入すると，ブラインド操作のため，誤って乳腺組織内に注入する可能性がある．

手術前にあらかじめMRI画像で，乳房内の瘢痕，皮下脂肪，乳腺，大胸筋などの状況を確認しておくことが大切である．

脂肪注入量

皮下瘢痕の強い症例では，18ゲージ注射針で瘢痕を解除しながら注入する．しかし，少量の注入でもすぐに橙皮様（peau d'orange）となることが多い．皮膚の凹みを改善させるために皮下瘢痕の切離をやり過ぎると，大きな死腔を形成して，注入脂肪が1カ所にプールされてしまう（図2）．こうなると脂肪壊死となり次の脂肪注入ができなくなるため，無理をせずに，少量の頻回な脂肪注入を行うべきである．

脂肪組織由来幹細胞を付加した脂肪注入

温存手術後の照射例では，照射が行われていない症例と比べて治療条件が悪いことが多い．1回の脂肪注入量が少なく終わることも多いため，移植脂肪の生着を高めるために，脂肪組織由来幹細胞を付加した脂肪注入も行われている[1)2)]．照射による血行障害，瘢痕などの周囲組織の環境を改善させることが期待され，乳房温存療法後の再建例の報告が認められる[2)3)]．

【文　献】

1) 陶山淑子，福岡晃平，森川久未ほか：自己皮下脂肪組織由来幹細胞移植による乳房再建．形成外科 59：486-495，2016
2) 吉村浩太郎，浅野裕子：脂肪注入移植法を用いた乳房再建．医のあゆみ 237：828-832，2011
3) Rigotti G, Marchi A, Galiè M, et al: Clinical treatment of radiotherapy tissue damage by lipoaspirate transplant: a healing process mediated by adipose-derived adult stem cells. Plast Reconstr Surg 19: 1409-1422, 2007

2. 応用編
5）一次再建への応用

佐武利彦，成井一隆

　脂肪注入による乳房再建は，これまでは多くが二次再建として行われ，一次再建の報告は極めて少ない[1)2)]。一次再建として脂肪注入が難しい理由の1つは，乳腺組織や皮膚，皮下組織の切除により，乳房皮膚が大胸筋から遊離しているためである。そのため注入は大胸筋内および大胸筋下のみに限定され，皮下脂肪層には注入が難しく，脂肪注入量が結果的に少なくなる可能性がある。しかし，乳房切除直後で大胸筋が露出している方が，脂肪注入による組織内圧の上昇の影響を受けにくく，一次で脂肪注入を行う方が，通常よりも大胸筋内および大胸筋下に多くの脂肪注入が可能であるとの報告もある[2)]。

　Cカップサイズ以下の小さな乳房では，通常は二次再建として2～3回の脂肪注入で再建が完了する。一次再建として初回の脂肪注入を乳がん手術時に同時に行うことで，全体の手術回数を1回少なくし，治療期間の短縮も望める。2回目以降の脂肪注入は通常の二次再建で行う注入と同じである。

　脂肪注入による一次再建の1回の手術だけで，乳房の膨らみを改善させることは難しいが，胸元から乳房の谷間の形態改善が期待でき，患者の術後満足度の向上につながる（図1）。

　一方で問題点として，一次再建後のリンパ節転移の病理結果によっては，後療法として放射線照射が追加されることもあり，脂肪注入による乳房再建を継続することが難しくなる。これに対しては，非浸潤がん症例のみを一次再建の適応に限定し，術中迅速診断でリンパ節転移の有無を確認してから注入を行うことで，照射例を除外することが可能である。

脂肪注入のコツ

　手術は露出した大胸筋，前鋸筋に脂肪注入して大きさの改善を図るが，注入の基本はまず大胸筋線維に沿って注入することである。乳房下溝線側からと，腋窩部近くの大胸筋外側縁の両サイドから行う（図2ⓐ，ⓑ）。

　しかし，痩せている患者では下溝線部近くの大胸筋は薄く，腫瘍がBD領域に存在する場合は，乳がん手術時に下溝線を越えて皮下剥離されることもあるため注入が難しい。この場合，大胸筋外側縁からの注入が有用である。大胸筋上に手掌を沿えて注入用カニューレの先端を感じながら，カニューレの先端が大胸筋表面から露出しないように注意する（図2ⓒ）。

　脂肪注入の基本は，多方向・多層に注入することであるが，露出した大胸筋上に注入孔をたくさん開けて注入すると，組織内圧が高くなくても，注入脂肪が逆流して出てくることがあるため，注意が必要である。

　乳房のアウトラインに位置する前鋸筋は，大胸筋外側縁より外側で別の移植床となる。通常通りに注入すると凸凹が目立つため，乳房外側の形状に似せるためには，大胸筋外側縁と前鋸筋上の脂肪筋膜弁を3-0ブレイド吸収糸で縫合して一体化させてから脂肪注入を行う（図2ⓓ）。

体外式乳房拡張器の併用

　二次再建では脂肪注入の前後で，移植床の血

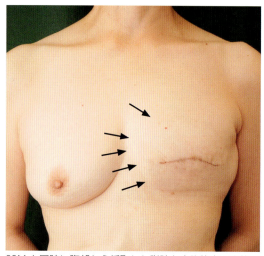

SSMと同時に腹部から採取した脂肪を大胸筋内と胸筋下に注入（300ml）して再建した。上胸部から乳房の谷間の部分（→）がわずかではあるが再建されている
図1　SSMと脂肪注入による一次再建例

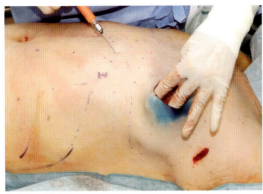
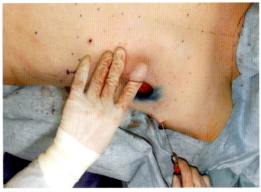
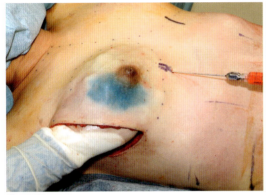
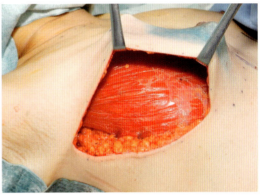

ⓐ乳房下溝から
乳房下溝部から大胸筋線維に沿って注入する

ⓑ腋窩から
腋窩部のセンチネルリンパ節生検の皮切から大胸筋線維に沿って注入する

ⓒコツ①
大胸筋表面に手掌を置き，注入用カニューレの先端が大胸筋表面から露出しないように注意しながら注入する

ⓓコツ②：大胸筋外側縁の処置
前鋸筋上で脂肪筋膜弁を挙上し，大胸筋外側縁で縫合する．この操作により，脂肪注入後も乳房外側の自然な形状が得られる

図2　一次再建での脂肪注入の基本とコツ

行増強や注入量を増やすために，体外式乳房拡張器を併用することも多いが，一次再建での使用は難しい．当施設ではドレーン抜去後に皮下と大胸筋が癒着して，創縁壊死などの合併症がないことを確認してから，拡張器の装着を行ってきた．しかし，装着後に，リンパ節郭清をしていないのに乳房皮下に漿液腫が貯留する症例が多く認められた．これは拡張器の使用と，筋体への手術侵襲が原因であると推察される．数回の穿刺にて漿液腫は軽快するが，漿液腫が存在していた部位に皮下瘢痕が形成され，後の二次的脂肪注入を難しくする原因となる．現在では，一次再建後の体外式乳房拡張器の使用は積極的には行っていない．

内視鏡手術の併用

NSMやSSMなどの皮下乳腺全摘術では，内視鏡手術が導入され，乳がん手術の傷痕をより短く少なくして目立たなくする工夫が行われている[3]．また，脂肪注入による乳房再建では，長い皮膚切開は不要で，数mmの細いカニューレを用いるため，傷痕が目立たない．内視鏡下の皮下乳腺全摘術と脂肪注入による一次一期再建は，傷痕を目立たなくする手術のよいコラボレーションである（図3）．

現在のところ，施行可能な施設や適応患者は限定されるが，整容性を重視した乳がん手術と乳房再建の1つの方向であると考える．

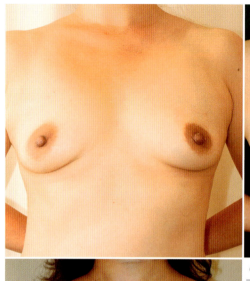
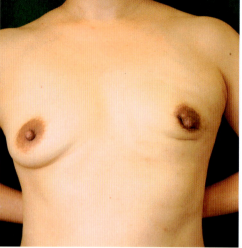
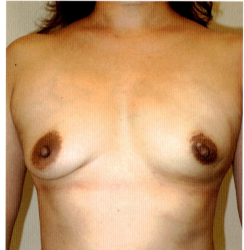

ⓐ術前
ⓑ一次再建後6カ月：NSM後に腹部からの脂肪吸引と注入（282ml）を行った
ⓒ術後12カ月：ⓑの6カ月後に大腿部前面からの脂肪吸引と注入（163ml）による再建を行った

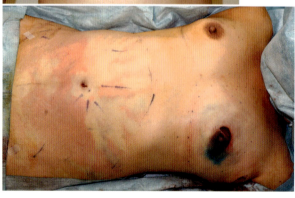

ⓓ初回手術時の術中所見
乳輪上縁と腋窩部の切開から内視鏡下のNSMを施行している。その後，腹部から吸引して得た脂肪を，左大胸筋内と胸筋下に注入した

図3　内視鏡下手術（NSM + SNB）と脂肪注入による一次乳房再建例（43歳，左乳がん）

【文献】

1) Khouri RK, Rigotti G, Khouri RK Jr, et al: Tissue-engineered breast reconstruction with Brava-assisted fat grafting: a 7-year, 488-patient, multicenter experience. Plast Reconstr Surg 135: 643-658, 2015

2) Khouri RK, Biggs TM: Your Natural Breast. pp157-183, Sanpedro publishing, Florida, 2012

3) Sakamoto N, Fukuma E, Higa K, et al: Early results of an endoscopic nipple-sparing mastectomy for breast cancer. Ann Surg Oncol 16: 3406-3413, 2009

第4章 症例で学ぶオンコプラスティックサージャリー

| 部位 | 左C領域 | 乳がん術式 | 乳頭切除合併 BP+SNB+RT | 再建（術式） | 乳房温存 | その他 | 乳頭切除 |

case 1 乳頭切除が必要でも，後日再建できるので，温存術も選択肢！

乳頭切除が必要だと乳房温存ではなく乳房切除＋乳房再建を選択することが多い。しかし，きれいな乳房マウンドが作成できれば，後日乳頭再建を施行する方が，整容性が良好なだけでなく，患者の負担も少ない。保険で再建できるようになったからといって，乳房温存手術で十分きれいになる患者に，気安く乳房切除＋再建を勧めるべきではない。

44歳女性，喫煙歴30本/日×29年。以前に両側陥没乳頭形成術を受けていたが，この手術に起因する乳輪下膿瘍を繰り返し，左乳輪皮膚の難治性瘻孔を主訴に当科を受診した。切開排膿と抗生剤の処方で乳輪下膿瘍は軽快したが，経過観察中の検査で左C領域の乳がん（pT1bN0M0 stage I）が判明したため，左乳頭および瘻孔部の乳輪皮膚を合併切除するBp+SNBを施行した。

▶治療方針と経過

残存した乳輪が小さな乳輪になるように縫縮して形成した。術後，左残存乳房への放射線照射を行い，照射終了から1年後に右乳頭から移植を行い，良好な整容性を得ることができた。

乳頭切除が必要でも，乳房の形成ができれば乳房温存手術も選択肢！

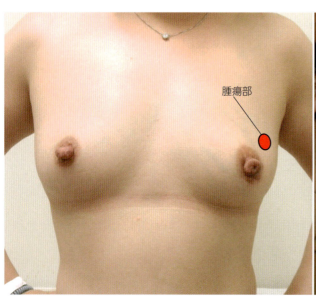
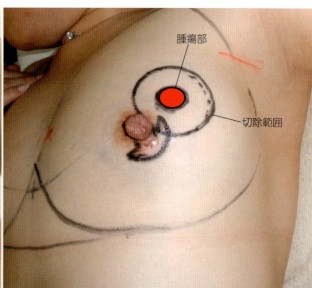

❶術前：C領域の腫瘍は限局性で乳頭方向への乳管内伸展は認めなかったが，繰り返す乳輪下膿瘍に起因する乳頭から乳輪への瘻孔を認めた。乳頭と瘻孔形成した部位の乳輪皮膚を切除する皮膚切開線をデザインした

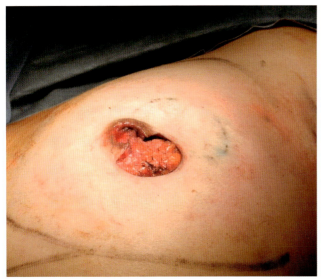

❷術中所見：乳頭および瘻孔を形成していた乳輪皮膚を三日月状に切除する。部分切除部の周囲乳腺組織を授動して欠損部に充填し，乳房を形成する

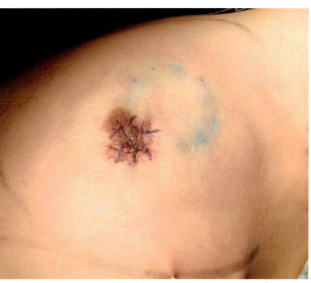

❸小さな乳輪を作成するように皮膚を縫合した。ステイプラーで仮縫合してきれいに乳輪が形成できることを確認し，皮膚ペンでマークした後，埋没縫合を行った

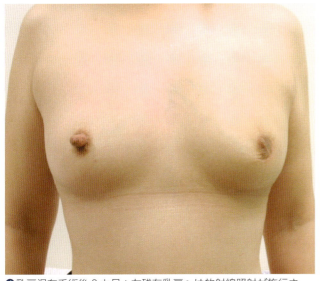

❹乳房温存手術後8カ月：左残存乳房へは放射線照射が施行されている

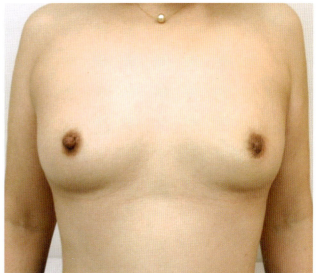

❺局所麻酔下での乳頭再建（右乳頭からの乳頭移植）後1年4カ月：喫煙歴（+），放射線照射後であったが，特に合併症もなかった

後日の乳頭再建を視野に入れた乳房温存手術も，オンコプラスティックサージャリーのひとつ！

乳房中央部の広範囲の乳房温存手術であっても，広背筋皮弁の充填できれいに乳頭再建手術が可能だよ。

根治性と整容性が両立できるのなら，もちろん温存術+αでいいと思う。こんなふうに美しく残せるなら患者さんも喜ぶね！

第4章　症例で学ぶオンコプラスティックサージャリー

| 部位 | 右CA領域 | 乳がん術式 | 乳頭乳輪切除合併 Bq+SNB+RT | 再建(術式) | 乳房温存 | その他 | 乳頭乳輪切除 |

case 2　乳頭乳輪切除後は，人工乳頭乳輪という選択肢がある！

乳頭乳輪の切除が必要だと，乳腺外科医は乳房切除を勧め，患者も乳房切除を希望することが多い．また，乳房切除を受けたすべての患者が乳房再建を希望するわけではない．しかし，乳房マウンドがあるだけで下着をつける時にパッドを入れる煩わしさが避けられる．乳頭乳輪再建術を希望しない場合は，人工乳頭乳輪を作成し，必要な時だけつけることも可能であり，乳頭乳輪合併切除の乳房温存手術も選択肢に入れるべきである．

55歳女性，右乳がん（CA領域　pT1cN0M0 stage I）に対し，傍乳輪切開でBq+SNBを施行した．

しかし，乳頭側断端陽性となったため，術後化学療法終了後，乳頭乳輪切除を施行した．

▶▶ 治療方針と経過

乳頭乳輪切除後，右残存乳房への放射線照射を行った．乳頭乳輪再建は希望しなかったが，人工乳頭乳輪の作成を希望したため作成し，温泉などに行く際，利用している．

乳頭乳輪が必要な場合，人工乳頭乳輪という選択肢があることの説明を！

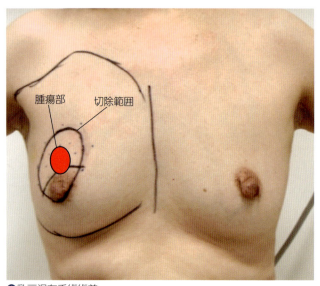

❶乳房温存手術術前（腫瘍部，切除範囲）

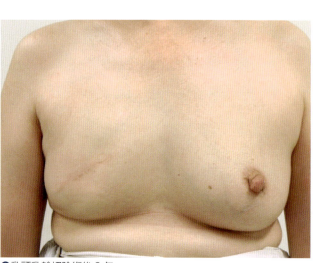

❷乳頭乳輪切除術後3年

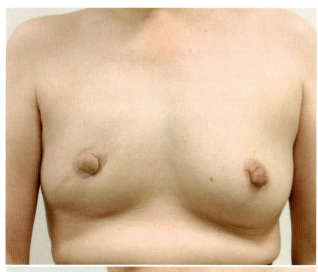

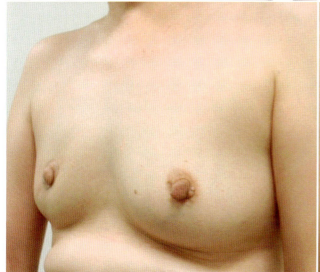 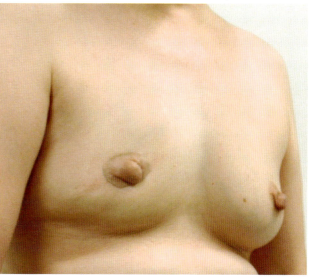

❸乳頭乳輪切除術後4年：人工乳頭乳輪を装着した状態

最近の人工乳頭乳輪は良くできているね。

乳房マウンドが残っているだけで，生活の質はかなり上がる。何度も手術を受けるのが嫌な人には，人工乳頭乳輪はとても良い選択肢です。

いろいろな選択肢があることは，患者さんにとってもいいことだと思う。既製品もオーダーメイドもあります。とりあえずこれで過ごし，後でやっぱり欲しければ，再建してもいいし。

| 部位 | 両側C領域 | 乳がん術式 | 両側 Bp+SNB+RT | 再建(術式) | 乳房温存 | その他 | 同時性両側乳がん |

case 3 両側乳がんはオンコプラスティックサージャリーに最適：Part 1

両側乳がんは，乳房切除＋乳房再建，乳房温存手術とも左右対称の乳房を形成しやすい。特に乳房温存手術では，切除量を両側同等にすることで良好な整容性を達成できるので，まさしく根治性だけでなく整容性を考えたオンコプラスティックサージャリーといえる。腫瘍の位置がほぼ同じ領域だと特別な手技を加えなくても容易に良好な整容性が得られる。

49歳女性，両側乳がん（両側C領域 右 pT1aN0M0 stage I，左 pTisN0M0 stage 0）に対し，Bp+SNB を施行した。

▶ 治療方針と経過

両側の切除範囲・切除量が同じになるように設定して乳房部分切除を施行した。周囲組織を縫合して欠損部を閉鎖するのみで，乳房の形成に特別な手技は行わなかったが，左右対称で比較的良好な整容性が得られた。

術前の切除量・切除範囲の設定が重要ね！

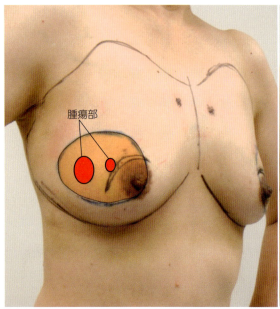
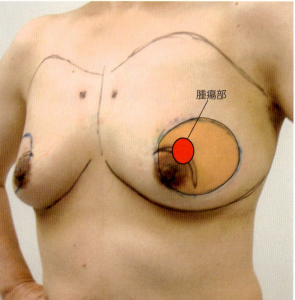

❶術前デザイン：通常の部分切除は，腫瘍から2cm断端を確保する範囲を設定するが，両側とも2cmの断端が確保できるようにしつつ，切除量・切除範囲が同じになるようにマーキングを行った

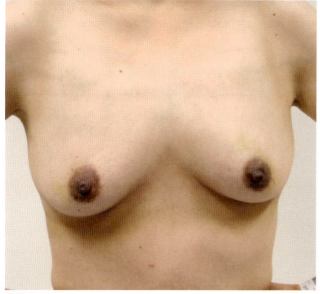
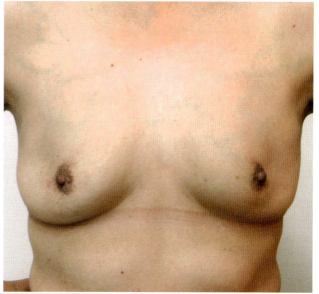

❷術前

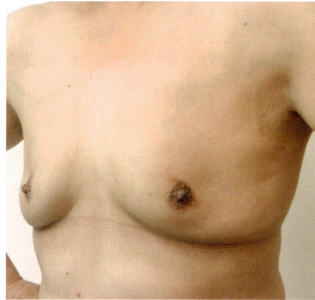
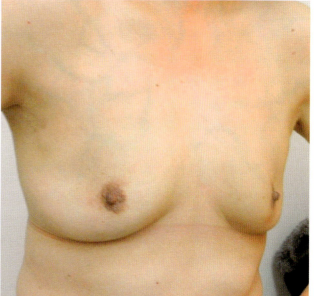

❸術後6年：術前の乳房形態と同じではないが，左右対称で，比較的良好な整容性となっている

複雑な手技は合併症のリスクも高くなる。
同じ切除量にするだけで左右対称となる効率の良いオンコプラスティックサージャリー！

両側乳がんの治療はいろいろな選択肢があるから乳腺外科医の腕の見せ所だね。

術後の傷痕が目立たず左右差も気にならないね！
両側を同じ手技で治療できれば，変形も目立たないことを物語っているね。

第4章　症例で学ぶオンコプラスティックサージャリー | 93

| 部位 | 両側CA領域 | 乳がん術式 | 両側 Bp+SNB+RT | 再建(術式) | 乳房温存 | その他 | 同時性両側乳がん |

case 4 両側乳がんはオンコプラスティックサージャリーに最適：Part 2

両側乳がんで乳房温存手術を行う場合，切除量を両側同等にすることで良好な整容性を達成できるだけでなく，両側に同じ手技を行うことで，容易に挙上術を行うことができる．両側同時に乳がんと診断されることは大変なストレスであるが，術後，術前よりきれいな乳房になることは患者の乳がん治療のストレスを和らげることにも役立つ．

71歳女性，両側乳がん（左CA領域4カ所　pT1a〜T1bN0M0 stage I，右C領域　pT1bN0M0 stage I）に対し，両側Bp+SNBを施行した．

▶ 治療方針と経過

切除範囲・切除量が同じになるように設定した．下垂が強く脂肪性の乳腺であったため，授動はほとんど行わず，切除創より尾側の皮膚を脱上皮化し皮下脂肪織・乳腺組織とともに欠損部へ充填するという方法で乳房形成を行った．術後は特に合併症なく，比較的良好な整容性が得られている．

メリットが大きく，デメリットが少ない方法を考えましょう！

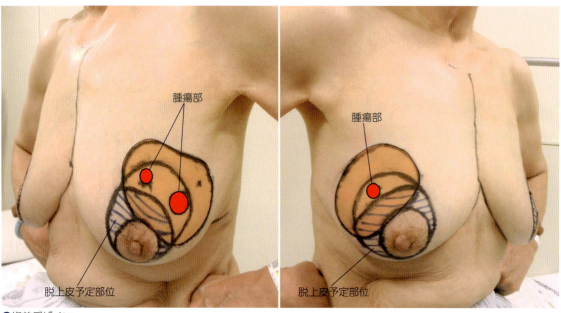

❶術前デザイン
両側とも腫瘍から2cm断端が確保でき，かつ両側の切除量が同じとなる切除範囲を設定した

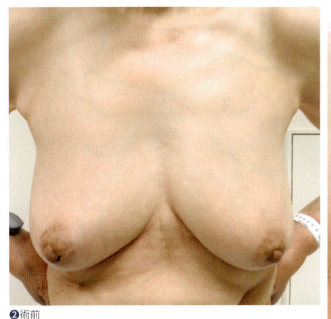
❷術前

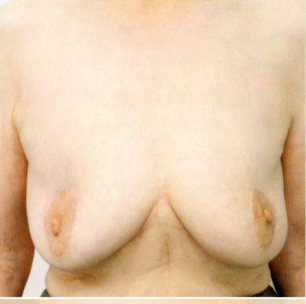

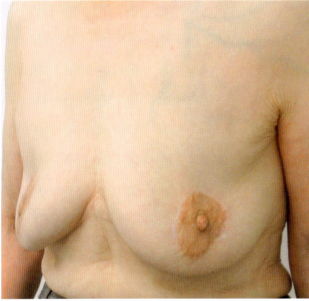

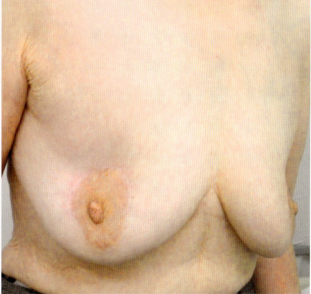

❸術後3年9カ月：左右対称で乳頭乳輪も術前より挙上され，比較的良好な整容性となっている

両側乳がんは対側乳房の手術を保険診療でできるチャンス！

下垂乳房の両側乳がんは乳房縮小術に準じた乳房再建の良い適応だね。

ファンタスティック！　乳輪の形は術直後から変化していくのかな。乳房皮膚をギャザーして縫合していると思うけど，乳輪の傷痕があまり目立っていない，その理由が知りたい。形成的縫合？　照射？

縫合部は外周と内周で長さが違うのでできるだけ均等になるように結節縫合であわせてから，最後に連続真皮縫合を加えています。術直後はしわが目立ちますが，半年くらいで目立たなくなります。傷そのものが目立たないのは放射線照射のおかげもあると思います。

第4章　症例で学ぶオンコプラスティックサージャリー

| 部位 | 右A領域
左CD領域 | 乳がん術式 | 両側Bp+SNB+RT | 再建(術式) | 乳房温存 | その他 | 同時性両側乳がん |

case 5 両側乳がんはオンコプラスティックサージャリーに最適：Part 3

腫瘍の部位が異なる両側乳がんで乳房温存手術を行う場合，単に切除量を両側同等にするだけでなく，何らかのオンコプラスティックサージャリーの手技を併用しないと良好な整容性は得られない。ただし，手技を選択する時の原則は"simple is best"である。

58歳女性，両側乳がん（左CD領域　pT1cN0M0　stage I，右A領域 pT1bN0M0　stage I）に対し，両側Bp+SNBを施行した。

▶ 治療方針と経過

もともと左乳房のサイズが大きかったため，右より左の切除量が大きくなるように切除範囲を設定した。切除部位が異なるが，下垂乳房であり，乳頭乳輪を挙上するメリットがあると思われたため，複雑な手技ではなく，両側とも大きな傍乳輪三日月切開と周囲乳腺授動による欠損部充填を施行した。術後は特に合併症なく，比較的良好な整容性が得られている。

乳腺外科医の腕の見せどころね！

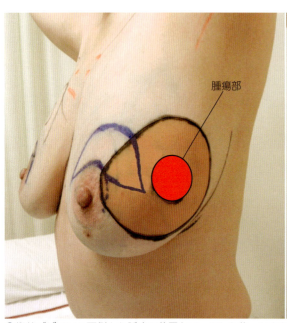
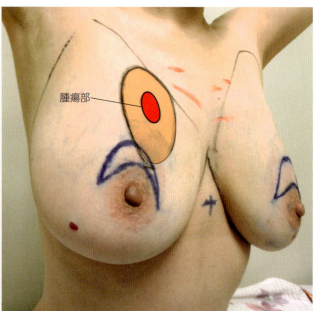

❶術前デザイン：両側とも腫瘍の位置をマークした後，もともと左乳房の方が大きかったため，切除量が左の方が大きくなり，かつ2cm以上の断端を確保した切除範囲を設定した。また，下垂乳房で乳頭乳輪の高さも違うため，乳頭乳輪を挙上し高さが同じになるように大きめの傍乳輪三日月切開での皮膚切除を予定した。皮膚切開が大きく良好な視野が得られることから，切除部位は異なるが，複雑な手技ではなく，両側とも周囲乳腺授動を大きく授動して乳房を形成することとした

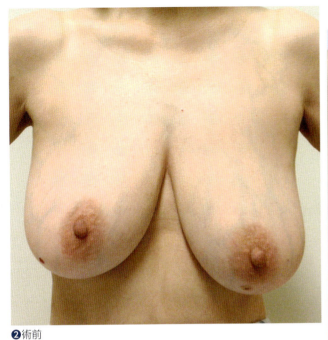
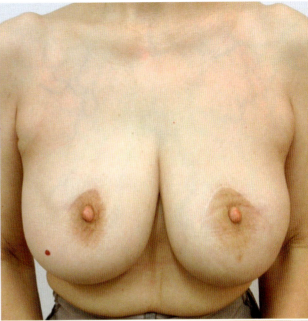

❷術前

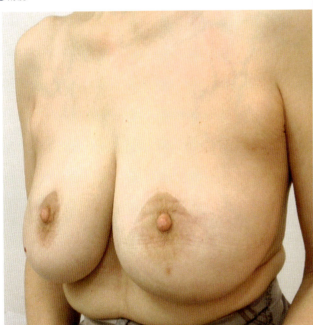
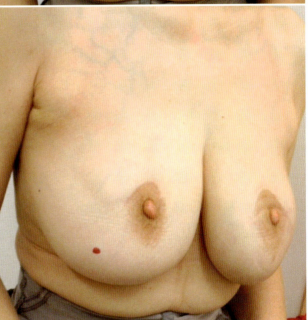

❸術後3年：乳頭乳輪は同じ高さに修正され，かつ術前より挙上されて，乳房サイズもほぼ左右対称となっている

いろいろ考えましたが，結局，"simple is best" の方法を選択しました．

両側乳がんの部分切除で部位や切除量が異なる場合は，対称性を得るのが難しいけど乳腺外科医の腕の見せ所だね．必要なら形成外科医にも相談してね．

温存術＋オンコ手技で，最後には大きさの左右差も改善させているね．シンプルだけど，術前に手術プランがよく練られていると思う．

| 部位 | 右CD領域
左C領域 | 乳がん術式 | 両側 Bp+SNB+RT | 再建(術式) | 乳房温存 | その他 | 異時性両側乳がん |

case 6 両側乳がんはオンコプラスティックサージャリーに最適：Part 4

乳房温存療法が標準治療となって久しいので，温存療法後の異時性両側乳がんを経験する機会も増加した．最初の手術で変形のない乳房温存療法が行えていれば，対側が乳がんになった際，縮小術を応用した手技を用いることで，術前より整容性を向上させることが可能である．

59歳女性，右多発乳がん（CD領域 pT1bN0M0 stage I，D領域 pTisN0M0 stage 0）に対し，右Bp+SNBを施行した．
6年5カ月後，左乳がん（C領域 pTisN0M0 stage 0）が出現したため，左Bp+SNBを施行した．

▶ 治療方針と経過

右乳房は2個の腫瘤をつなぎ皮膚割線に沿った直上皮膚切開でBpを行った．術後の整容性は良好であったが，次第に右乳房は縮小し，左乳房は体重増加に伴い増大・下垂が強くなったため，乳房サイズの左右差が目立つようになった．術後6年5カ月，左乳房C領域の非浸潤性乳管がんに対しBp+SNBを予定したが，右乳房に比べて左の方が大きく，NACも外尾側に変位していたため，切除量は以前の右より大きくなるように設定し，皮膚切開もNACの位置を修正できるmodified round block techniqueで行った．術後は特に合併症なく，比較的良好な整容性が得られている．

変形させない乳房温存手術，縮小術の手技があれば，怖いものなし！

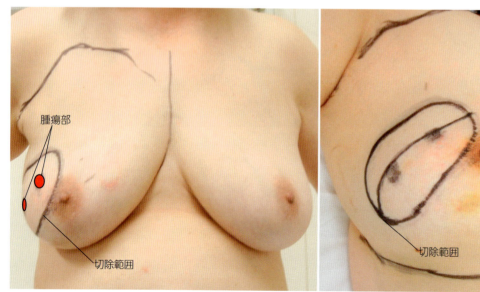

❶ 右乳がんに対する術前デザイン：2個の腫瘤から断端を2cm確保した楕円形の切除範囲を設定し，皮膚切開は2つの腫瘍直上を通る皮膚割線に沿ったラインをマーキングした

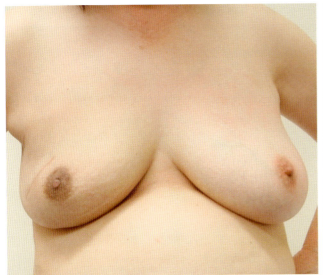

❷右乳房温存療法後1年：右乳房は照射の影響もあり，やや腫脹している。乳房の大きさ，形状はほぼ左右対称である

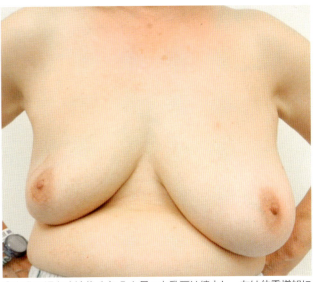

❸右乳房温存療法後6年5カ月：右乳房は縮小し，左は体重増加に伴い増大・下垂が強くなり，左右差が目立つようになった

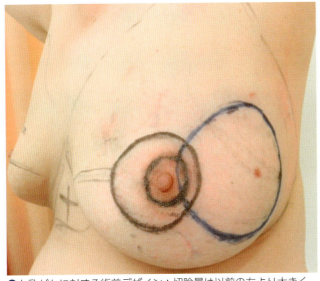

❹左乳がんに対する術前デザイン：切除量は以前の右より大きく設定し，皮膚切開はNACの位置を修正できるmodified round block techniqueで行った

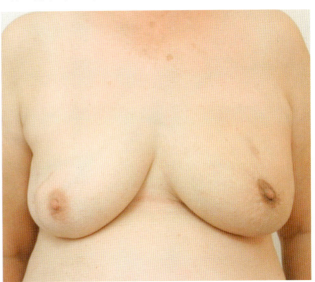

❺左乳房温存療法後1年4カ月：まだ左乳房が腫脹しているため右よりやや大きいが，NACの位置が修正され，乳房サイズもほぼ左右対称になった

美容のための縮小術は自費。乳がんに対する手術は保険で行える。保険診療で左右差のない乳房になると，患者さん，喜びますよ〜。

この症例のように異時性の両側乳がんを経験すると，初回手術時の健側乳房縮小術は慎重に行う必要があるね。

右乳がん術後の状態で，左右差が目立ったら左側の縮小術を行うかも。新たにこのような左乳がんの手術が必要になったら，どのようにして整容性を得るか，考えさせられるような症例です。

第4章　症例で学ぶオンコプラスティックサージャリー

| 部位 | 右D領域 | 乳がん術式 | Bp+SNB+RT | 再建(術式) | 乳房温存 | その他 | |

case 7　術後の下着の着け方はきちんと指導を

下着をきちんとつけることで，IMFの多少のズレは補正することができる。逆に，乳房を潰すように下着をつけていると，慢性的な圧迫により乳房の変形を来たしてしまう。特に乳房温存療法は照射を行うこともあり，術後しばらくの間乳房皮膚の浮腫が残存するため，下着による圧迫を受けやすい。きれいな乳房を維持するために，サイズにあったブラジャーやカップの中にしっかり乳房を入れることを指導すべきである。

56歳女性，右乳がん（D領域 pT1cN0M0 stageⅠ）に対し，Bp+SNBを施行した。

▶ 治療方針と経過

Lateral mammaplastyにAAFを併施したオンコプラスティックサージャリーを行った。術後の外来受診時，ブラジャーのアンダーラインが乳房下部領域を押しつぶすようになって，IMFも対側乳房より尾側に位置していた。下着をつける際，乳房下部をしっかり下着の中に入れ込むように指導して，続けてもらったところ，IMFの位置はほぼ左右対称となり，下部領域の凹みもやや軽快した。

下着の役割はとても大事！

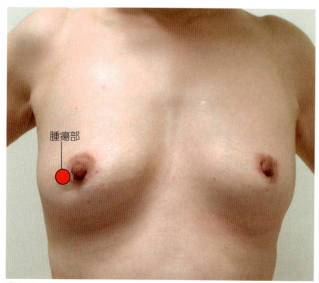
❶術前

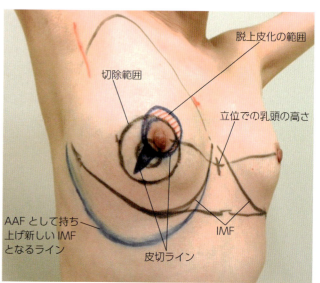
❷術前デザイン

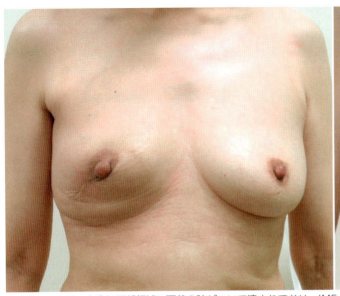
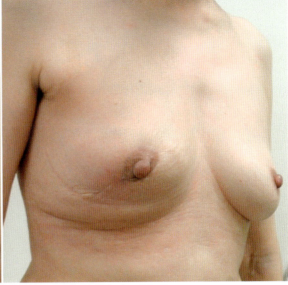

❸術後11カ月：右乳房下部領域に下着の跡がついて潰されており，IMFも左乳房よりやや尾側になっている

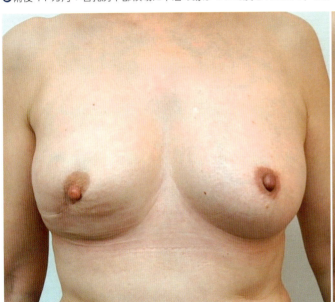
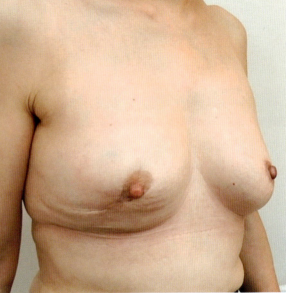

❹術後4年：乳房下部領域の凹みはやや残っているが，IMFの位置はほぼ左右対称に補正された

早期から指導を！　術後変化の加わった脂肪は弱いので，いったん潰れたら戻らない…。

乳房再建において術後の下着は非常に重要な役目を担っているね。

術直後は充填した組織や乳房皮膚の腫脹があるよね。温存後はその後に照射もあるし，皮膚感覚の問題もあるから，下着の選択，装着法，スキンケアも含めてとても重要だね。

| 部位 | 左AC領域 | 乳がん術式 | Bp+RT | 再建（術式） | 一次一期自家組織再建（広背筋皮弁） | その他 | 経時変化 |

case 8　広背筋皮弁は経時的に萎縮する

広背筋皮弁は筋体の廃用性萎縮と放射線照射の影響により経時的に萎縮して容量が小さくなる。私たちの経験では2年の経過で20～30％くらいの容量減少を認めるので，切除乳腺組織量の1.5倍の広背筋皮弁を充填する必要がある。また，術後の体重増加による健側乳房増大により左右の非対称が顕著になることがある。

44歳女性，左乳房頭側の乳がんに対して乳房温存手術を施行し，広背筋皮弁で再建した。

▶▶ 治療方針と経過

左乳がんに対して乳房部分切除が施行され，55gの乳腺組織が切除された。切除量が比較的少なかったので5×13cmの皮島を背部にデザインし，広背筋皮弁を挙上した。広背筋皮弁は推定3倍ほどの重量であった。術後放射線治療を施行され，1年目の状態は患側がかなり大きくなっていた。

術後7年，健側乳房増大と患側の広背筋皮弁の萎縮により，ほぼ左右対称となった。

広背筋皮弁はできるだけ大きく採取し充填する！

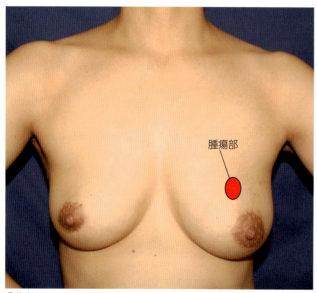

❶術前

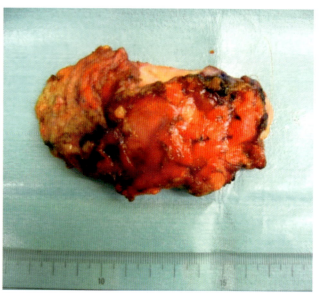

❷切除乳腺組織

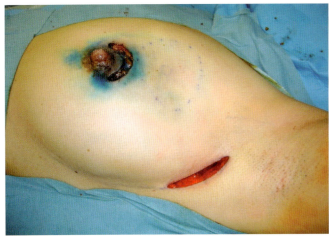

❸乳腺組織切除後の状態

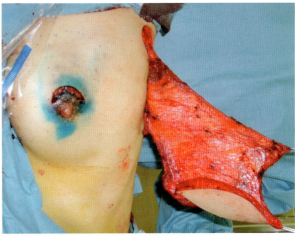

❹広背筋皮弁（5×13cmの皮島）を挙上した

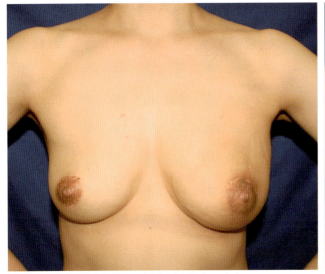

❺術後1年：この時点では，患側の方がかなり大きい

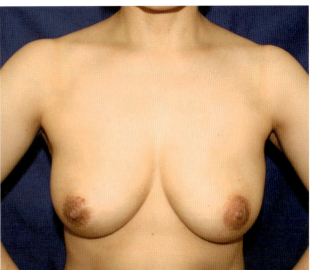

❻術後7年：患側乳房の体積は縮小し，ほぼ左右対称となった

照射後1年くらいで大きさが落ち着くわけではないんだね。
5年を超えた経過でも，だんだんボリュームが減ってくるのですね。

きれいですね～。
でも，どれくらい小さくなるかを予想するのは，なかなか難しそう…。

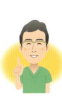

広背筋皮弁はできるだけ大きめに充填した方がいいよ。

第4章　症例で学ぶオンコプラスティックサージャリー

| 部位 | 左AC領域 | 乳がん術式 | Bp+RT | 再建（術式） | 二次一期自家組織再建（広背筋皮弁） | その他 | 乳頭乳輪変位 |

case 9　乳房温存手術＋RT後は，乳頭乳輪が頭側に変位する

頭側の乳がんに対して乳房温存手術と放射線治療を施行した場合は乳頭乳輪が頭側に変位する．変位した乳頭乳輪を元の位置に戻すためには，頭側に切開を加えて乳頭乳輪を引き下ろし，皮膚欠損部に広背筋皮弁の皮島を充填しなければならない．パッチワーク的な外観となり整容的には問題が残る．

55歳女性，左乳房頭側の乳がんに対して乳房温存手術を施行された．

二次的に広背筋皮弁で再建した．

▶治療方針と経過

頭側領域の左乳がんに対して他院で乳房部分切除術と放射線治療が施行された．頭側の乳腺組織が切除され，残存乳頭乳輪が頭側に引き上げられ変位したため治療目的で来院した．乳房部分切除術時の瘢痕組織を切除し，乳頭乳輪を右乳房と対称的な位置まで引き下ろした．皮膚欠損部に背部皮膚が当てはまるように広背筋皮弁を挙上し，充填した．術後5年では，患側の広背筋皮弁充填部位がパッチワーク的な外観を呈しているが，乳頭乳輪の位置はほぼ左右対称となった．

頭側変位した乳頭乳輪を矯正するためには，広背筋皮弁の皮島を頭側に充填する！

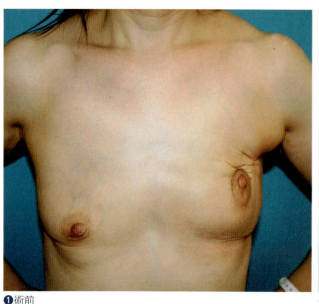

❶術前

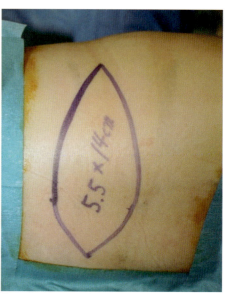

❷広背筋皮弁のデザイン

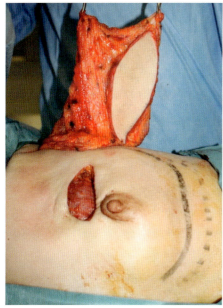
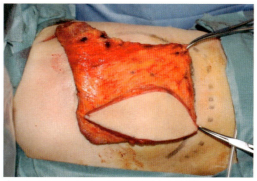

❸広背筋皮弁の挙上：乳がん切除後瘢痕を切除し乳頭乳輪を引き下げた状態

❹広背筋皮弁を組織欠損部に移動した状態

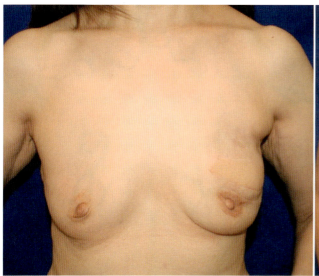
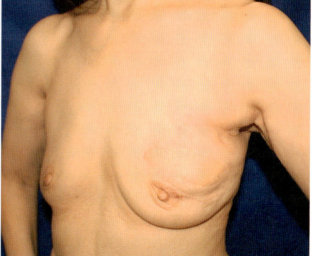

❺術後5年

乳房温存手術後の二次再建手術はパッチワーク変形が避けられないね。

乳頭乳輪を下げる手術って，本当に大変ですよねぇ。これは明らかに乳腺外科医の責任！こんな乳房温存療法だったら，全摘して再建してもらった方が，術後照射もいらないし，何よりきれいになりますよね…。

温存後の変形や欠損への修正は手間がかかり大変ですね。乳頭乳輪の頭側の「ちぢこまった皮膚」は薄い場合は切除して，置き換えた方が整容性もいいですよね。

第4章　症例で学ぶオンコプラスティックサージャリー

| 部位 | 右E領域 | 乳がん術式 | Bp+RT | 再建(術式) | 二次一期自家組織再建(広背筋皮弁) | その他 | 乳頭乳輪欠損 |

case 10　E領域中心の乳房温存手術＋RT後の二次再建は，広背筋皮弁の良い適応

E領域の乳がんに対して乳房温存手術と放射線治療を施行した場合の二次再建は広背筋皮弁の良い適応である．乳頭乳輪を切除した部位を切開し，切除されたスペースを作成する．不足するスペースに広背筋皮弁を充填し，乳頭乳輪部には背部皮膚を露出させる．その後，乳頭乳輪を再建するためパッチワーク的な外観は目立たない．

59歳女性，右E領域の乳がんに対して乳房温存手術を施行された．

二次的に広背筋皮弁で再建した．

▶ 治療方針と経過

E領域の右乳がんに対して他院で乳房部分切除術と放射線治療が施行された．乳頭乳輪を含む乳房中央部分の乳腺組織が切除され，大きな変形が残るため治療目的で来院した．乳房部分切除術時の瘢痕組織を切除し，大きめの広背筋皮弁を充填した．乳頭乳輪皮膚欠損部に背部皮膚が当てはまるように充填した．乳頭乳輪は健側乳頭からの半切移植とtattooにより再建した．

術後2年，若干患側の方が大きいがほぼ左右対称となった．

乳房中央部分の部分切除後の再建は，広背筋皮弁が最適！

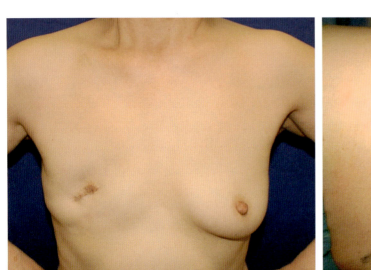

❶術前

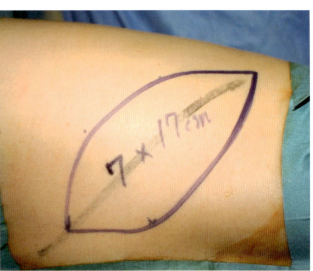

❷広背筋皮弁のデザイン

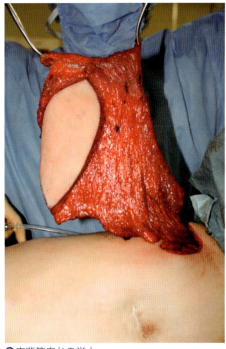
❸広背筋皮弁の挙上

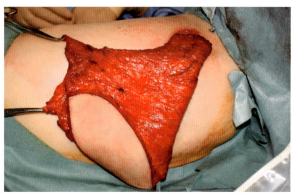
❹広背筋皮弁を組織欠損部に移動した状態

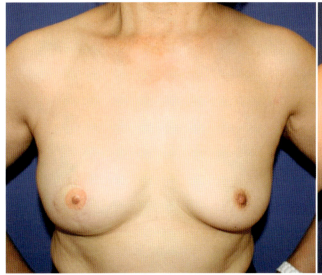
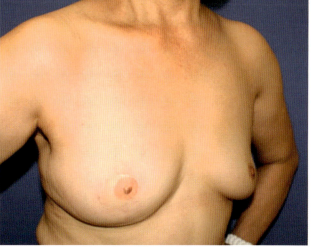
❺術後5年

広背筋皮弁は万能で適応が広いですね。照射後の二次再建であっても，乳房の組織がいい状態で残っている方が，再建しやすいのでしょうね。

きれいに再建されてますね！　でも最初の手術，温存っていっていいのかしら…。
二次再建では術後照射がかからないので，あまり萎縮は起こらないような気がしますが，どうですか？

確かに，このような乳房温存手術であれば全乳房切除術を行ってもらった方が再建しやすいね。二次再建では術後照射がないため萎縮の程度は軽い印象です。

| 部位 | 右BD領域 | 乳がん術式 | Bp+RT | 再建(術式) | 二次一期自家組織再建(広背筋皮弁) | その他 | 再建困難部位 |

case 11　BD領域中心の乳房温存手術＋RT後の二次再建は，広背筋皮弁の適応

BD領域の乳がんに対して乳房温存手術と放射線治療を施行した場合の二次再建は広背筋皮弁の適応である．乳がん手術時の創を切開し，切除されたスペースを作成する．不足するスペースに広背筋皮弁を充填するが，皮膚の拘縮が強い場合は皮島を乳房表面に露出しなければならない．拘縮が強くなければパッチワーク変形は避けられる．

　39歳女性，右BD領域の乳がんに対して乳房温存手術を施行された．
　二次的に広背筋皮弁で再建した．

▶治療方針と経過

　BD領域の右乳がんに対して他院で乳房部分切除術と放射線治療が施行された．乳房外尾側の乳腺組織が1/3以上切除され，大きな変形が残るため治療目的で来院した．乳房部分切除術時の瘢痕組織を切除した後，乳腺切除部の皮下剥離を行い拘縮をできるだけ解除し，皮膚充填は必要ないと判断して上皮剥離した広背筋皮弁を欠損部に充填した．
　術後3年，拘縮のために乳房表面に若干の凹凸が認められるが，ほぼ左右対称となった．

乳房尾側部分の部分切除後の再建は，広背筋皮弁が使える！

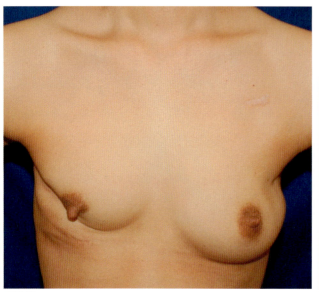

❶術前

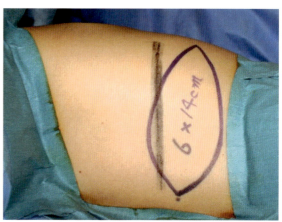

❷広背筋皮弁のデザイン

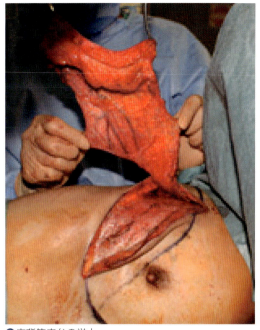

❸広背筋皮弁の挙上

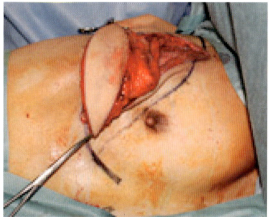

❹広背筋皮弁を組織欠損部に移動した状態

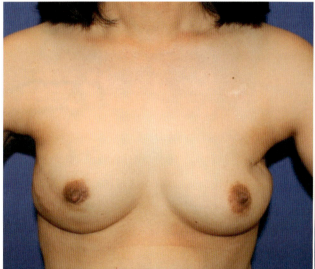

❺術後3年

乳房温存手術後の二次再建手術は広背筋皮弁が使いやすいね。

BD領域の温存手術は確かに難しいんですが…。最終的にきれいに再建してもらっていますが，これなら最初から全摘再建の方がよかったのでは…。

温存後の変形をとてもきれいに再建されていますね。
パッチワークを回避するために，組織拡張術の適応はどうかと思いました。
実際には皮膚不足が大きく難しかったのですね。

この症例は拘縮解除可能で，皮島の露出はありません。症例によってTEの使用は有効ですね。

第4章 症例で学ぶオンコプラスティックサージャリー

| 部位 | 右BD領域 | 乳がん術式 | Bp+RT | 再建(術式) | 二次二期自家組織再建（広背筋皮弁 + 脂肪注入） | その他 | |

case 12 広背筋皮弁の組織量不足を，脂肪注入により補充する

広背筋皮弁の欠点として，移植できる組織量が腹部の皮弁などと比べて少ないことが挙げられる。そのような場合，広背筋皮弁移植時に皮弁内へ一期的に脂肪注入を行うことで皮弁組織量を増加させることができる。特に乳房温存手術後においては，放射線が照射されていない広背筋筋体は良好な脂肪の移植床となり得る。

57歳女性，右BD領域の乳がんに対し他院で乳房温存療法を施行され，二次修正目的で来院した。

TEを挿入して皮膚を伸展させたのち広背筋皮弁によって再建した。広背筋皮弁による再建時には，脂肪注入も併用した。

▶ 治療方針と経過

1回目手術でTEを挿入して皮膚の拘縮を解除した後，2回目手術で広背筋皮弁による再建を行うこととした。術前の3D評価にて必要組織量は約260mlと予測された。広背筋皮弁単独では組織不足が生じることが予想されたため，2回目手術時において腹部から脂肪吸引を行い，約215gの広背筋皮弁内へ120ml，乳房皮下組織内へ30mlの脂肪注入をそれぞれ行った。

術後1年では十分な組織量が維持されている。

広背筋は，良好な脂肪の移植床となり得る！

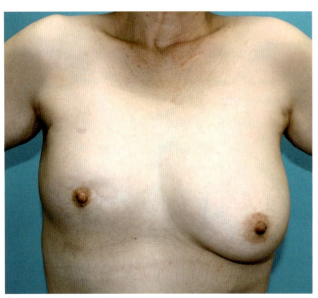

❶術前

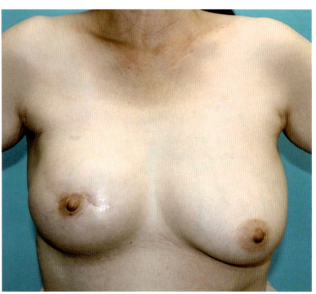

❷広背筋皮弁術前：ナトレル133 TE LV14に対し，300mlの生食水を注入した

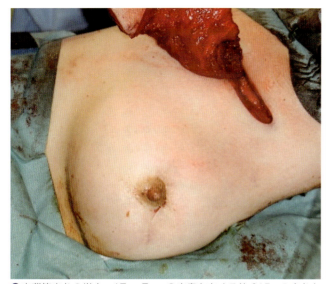

❸広背筋皮弁の挙上：17×7cm の皮島を有する約 215g の皮弁を挙上した

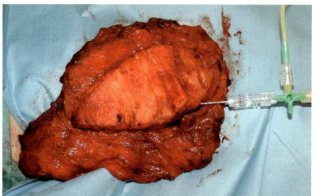

❹広背筋皮弁内への脂肪注入：腹部から採取した脂肪を広背筋皮弁内へ約 120ml 注入した

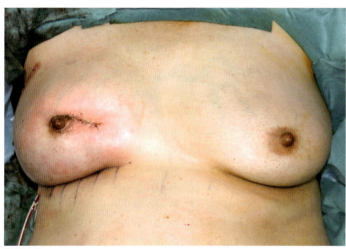

❺術直後

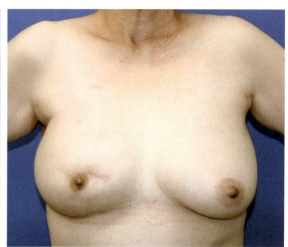

❻術後 1 年：十分な量の組織が移植され，形態の改善を認める

かなりきれいになっているんですけど，縮んだ乳頭乳輪は戻らないんですね…。

一次的に広背筋皮弁内に脂肪注入するのは血流を障害しそうで心配するけれど，大丈夫だね。

広背筋皮弁での再建時に脂肪注入までやっているんですね。
血行のことを考えたら大胸筋下，内への注入はどうでしょうか。

そうだね。広背筋体内への注入は難しいから大胸筋内がいいね。

第 4 章　症例で学ぶオンコプラスティックサージャリー | 111

| 部位 | 右AC領域 | 乳がん術式 | Bp+RT | 再建(術式) | 二次二期自家組織再建（広背筋皮弁） | その他 | 乳頭乳輪変位 |

case 13 乳房温存手術後の乳頭乳輪変位を，TEで修正する

乳房温存手術後においては乳房の陥凹変形のみでなく，乳頭乳輪の変位を来たすことがしばしばある。皮弁移植による修正は可能ではあるものの，質感の異なる皮島の露出によってパッチワーク状の外観となる。そのような場合，あらかじめTEで皮膚拘縮を解除しておくことで，皮島の露出なしに乳頭乳輪位置の修正が可能となる。

52歳女性，右AC領域の乳がんに対し他院にて乳房温存療法を施行され，二次修正目的で来院した。
TEを皮下に挿入し，広背筋皮弁による再建を行った。

▶治療方針と経過

乳房AC領域の陥凹変形に加え，乳頭乳輪の頭側への変位を認めた。1回目手術でTEを挿入することでAC領域の皮膚拘縮を解除し，2回目手術で広背筋皮弁による組織充填を行った。TEを皮下へ挿入することで，ピンポイントの皮膚拡張が可能となり，効率的な皮膚拡張が可能であった。
術後2年では良好な乳頭乳輪位置と形態の改善を認めた。

皮弁移植前に，皮膚拘縮をTEで解除する！

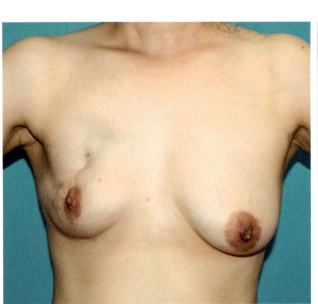

❶術前：乳房の陥凹変形と乳頭乳輪の頭側変位を認める

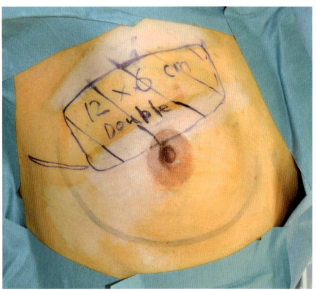

❷TEの挿入：12×6cm，ダブルチャンバー型のTE（PMT社製）を乳頭乳輪の頭側皮下へ挿入した

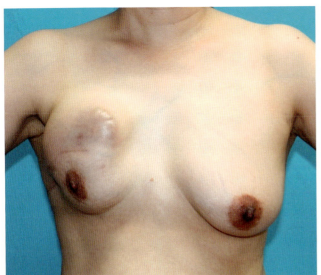
❸広背筋皮弁術前：TE を 300ml まで拡張した

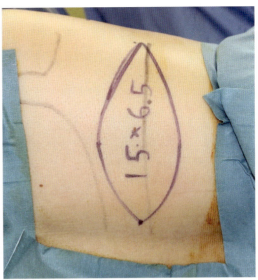
❹広背筋皮弁のデザイン：15×6.5cm の皮島を有する広背筋皮弁を挙上した

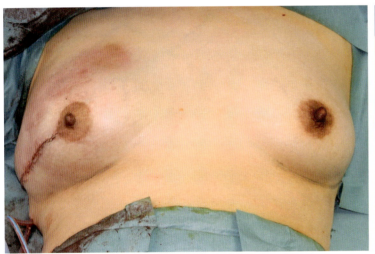
❺広背筋皮弁術直後：被膜切開後，皮弁を皮下ポケット内へ充填した

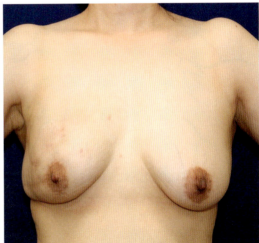
❻術後 2 年：乳頭乳輪位置，乳房形態の改善を認める

乳房温存手術後の NAC 変位の修正に TE は有効だね。

TE 挿入に賛成です。一手間加えるだけで整容性が格段によくなりますね。ただ，TE の挿入部位，合併症のことなど考えるところは多いですね。

やっぱりパッチワークになるよりこっちの方がいいですね。でも，照射されていると，伸ばすのが難しい時もあるんでしょうね…。

| 部位 | 右D領域 | 乳がん術式 | Bp+SNB → Bt+AAF+IMF部筋膜弁+TE | 再建(術式) | 一次二期人工物再建 | その他 | 断端陽性 |

case 14 再手術，下垂乳房，でも工夫しましょう！

乳房温存手術後，断端陽性で再手術になった際，せっかく再手術を受けるのなら再建したい，となる場合も少なくない。下垂があって人工物による乳房再建には不向きな乳房は，対側乳房の手術を併施しないと左右対称にすることは困難ということを十分説明することは必要であるが，説明したからどんな形になってもいいというのではない。できる限り患者が喜ぶ乳房再建を行う努力はしましょう。

63歳女性，喫煙歴15本/日×43年。喘息の既往，造影剤アレルギーあり，術前造影MRIは施行できなかった。右乳がん（D領域　pT1bN0M0 stage I）に対し，IMFに平行な腫瘍直上皮膚切除の皮膚切開で乳房温存手術を施行した。

術後，乳管内成分で断端陽性となったため，再手術でBt+IMF部筋膜弁+AAF+TE再建を施行した。

▶治療方針と経過

脂肪性の下垂乳房で喫煙歴もあるため，温存手術の際も，腫瘍直上皮膚切除，周囲乳腺による充填というシンプルな手術を選択した。断端陽性となった際，術前にMRI検査ができなかったこともあり，患者は再々手術にならないように乳頭を含めた乳房切除を希望した。さらに，乳頭乳輪の近傍にあった1.5cm大の黒子の切除および乳房再建を希望した。下垂乳房で皮膚切除も大きくなることから人工物ではきれいな乳房再建は難しいことを説明したが，喫煙歴や造影剤アレルギーなど，自家組織再建も勧めにくい状況であったため，まずはTEで再建を行い，二期手術時に方法を再度相談することとなった。TEに加え，下垂を形成するためIMF部筋膜弁を，皮膚欠損を補う目的でAAFを用いた。

難しいことは難しいと伝えたうえで，できることを考えましょう！

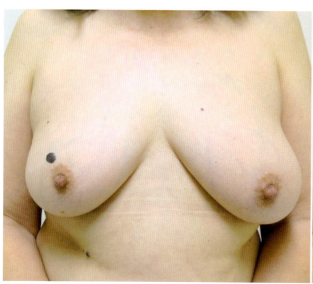
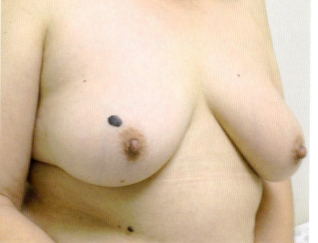

❶乳房温存手術術前：下垂の強い脂肪性乳房

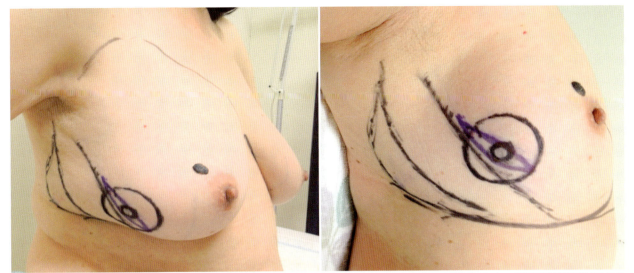

❷術前デザイン：針生検創を切除しIMFに平行な（腫瘍の直上皮膚を切除する）皮膚切開線をデザインした．周囲の乳腺を寄せて欠損部を埋めるだけの，シンプルな手術を予定した

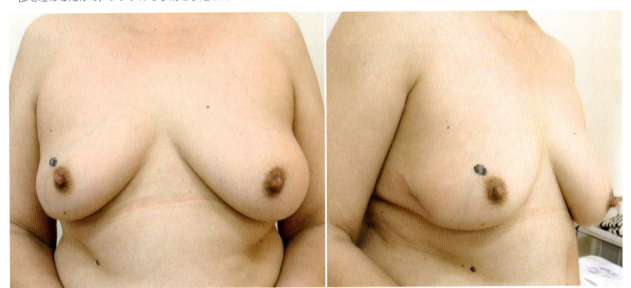

❸乳房温存手術後6カ月：乳房サイズは小さくなったが，形は比較的良好である

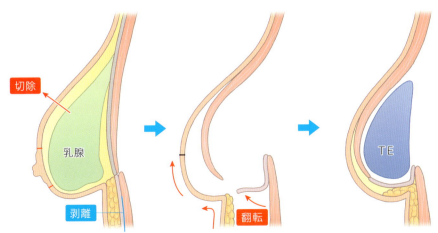

❹TE＋IMF部筋膜弁＋AAFによる乳房再建のイメージ

第4章　症例で学ぶオンコプラスティックサージャリー

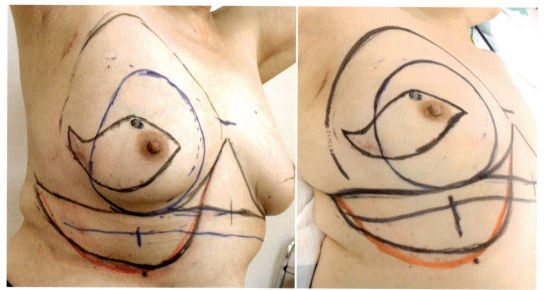

❺再手術術前デザイン：乳頭乳輪，前回手術創および黒子を切除する皮膚切開線を予定した．赤は下垂を形成するためのIMF部筋膜弁，上腹部の黒は皮膚欠損を補う目的のAAFとして持ち上げる皮膚のライン

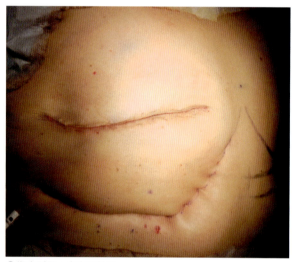

❻術中所見：皮膚閉鎖後

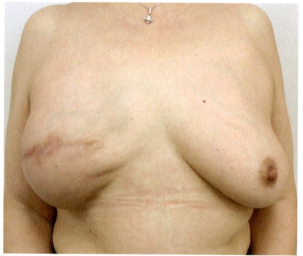

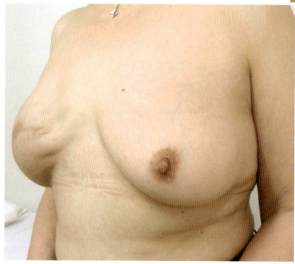

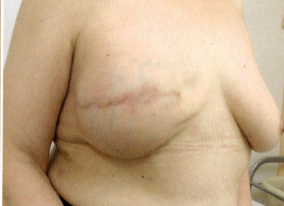

❼術後9カ月，TE拡張後：下垂のある乳房がやや再現されている

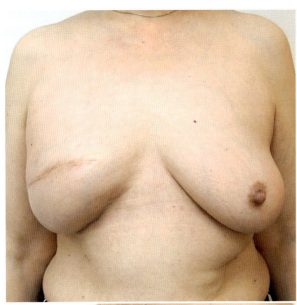

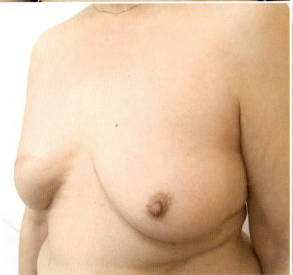
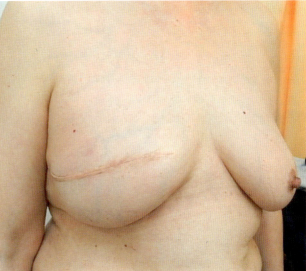

❽TE からインプラントへの入れ替え術後 3 カ月

考えれば何か方法はある。あきらめる前に工夫を！

乳がん再手術の乳房再建は困難な場合が多いけれど，いろいろ工夫すれば何とかなるね。

自家組織再建で DIEP flap を勧めたいところだが，合併症があって適応できないような場合の選択肢だね。複数の手術手技の組み合わせでできているので，これからの若い先生たちは，いろいろな方法を学び経験しておくことが大切だね。

第4章　症例で学ぶオンコプラスティックサージャリー ｜ 117

| 部位 | 左C領域 | 乳がん術式 | Bp（IMF切開）→ NSM+SNB+IMF部脂肪筋膜弁+TE | 再建（術式） | 一次二期人工物再建 | その他 | 断端陽性 |

case 15　乳房温存手術では，再手術になった際の術式を考慮した皮膚切開を！

乳房温存手術を行う際，断端陽性で再手術になった際の術式まで考慮した皮膚切開を選択すべきである。少なくとも，再手術になった際，再建を希望するか，NACの温存を希望するかは確認しておき，その術式が不可能になるような皮切は選択すべきではない。

27歳女性，左乳がん（C領域 pTisN0M0 stage 0）に対し，IMF切開での乳房温存手術を施行したが，術後，乳管内成分で断端陽性となったため，再手術でNSM+SNB+IMF部脂肪筋膜弁+TE再建を施行した。

▶▶ 治療方針と経過

患者は乳房温存手術を希望していたが，断端陽性になった場合は再建を希望していた。創部が目立たず，かつ再手術になった際に再建も行いやすいIMF切開で乳房部分切除を行った。断端陽性で再手術となり，NSM＋TE再建を希望したが，下垂乳房であったため，TEにIMF部脂肪筋膜弁を加えて下垂を作成し，比較的整容性良好な乳房を再建した。

乳房温存手術の時から，患者の希望をしっかり聞くことが重要ね！

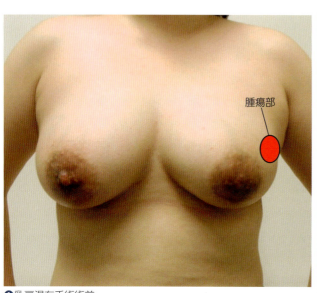

❶乳房温存手術術前

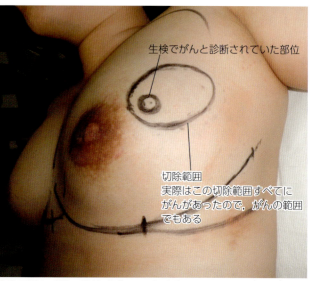

❷乳房温存手術の術前デザイン：切除範囲，IMFおよび皮切範囲をマークしている

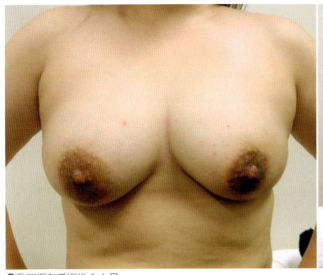
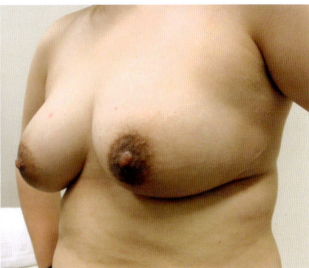

❸乳房温存手術後 1 カ月

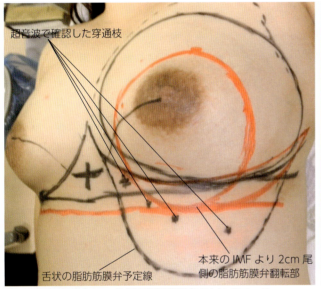

超音波で確認した穿通枝

舌状の脂肪筋膜弁予定線

本来の IMF より 2cm 尾側の脂肪筋膜弁翻転部

❹再手術術前デザイン：IMF 部脂肪筋膜弁のためのマーク

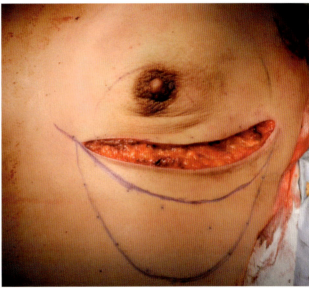

❺術中所見：IMF 切開から NSM を施行する。前回の手術創は切除した

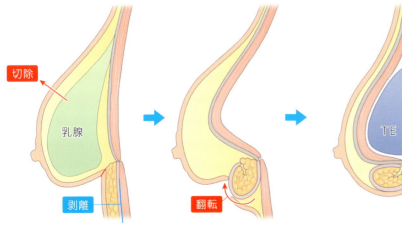

切除　乳腺　剥離　翻転　TE

❻TE ＋ IMF 部脂肪筋膜弁による乳房再建のイメージ

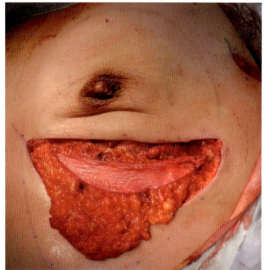

❼IMF 部脂肪筋膜弁を作成したところ

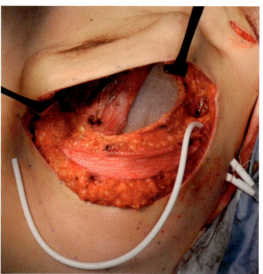

❽大胸筋後面へ TE を留置する

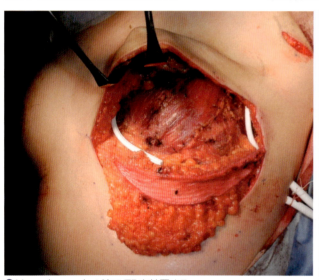

❾Muscular pocket 法で TE を被覆する

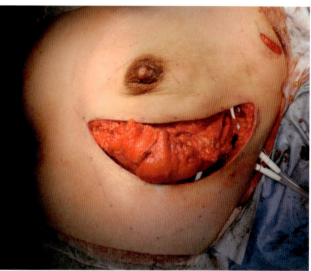

❿脂肪筋膜弁を翻転し，固定する

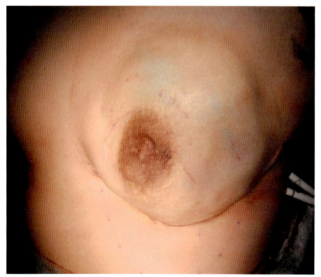

⓫皮膚閉鎖後

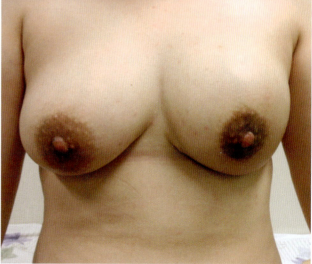

⓬挿入した TE を full-expansion した状態

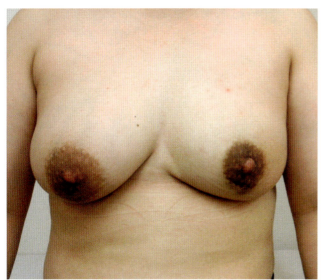

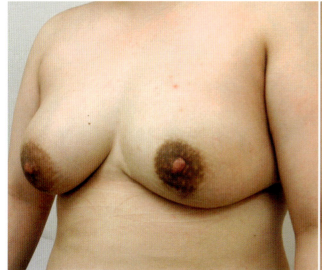
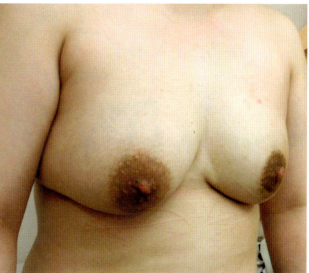

⓭TEからインプラントへの入れ替え術後1年8カ月

乳房温存手術時，次の手まで考えておきましょう！

乳がん切除時の切開線はできるだけ目立たないところからお願いします。できれば形成外科医にも相談してね。

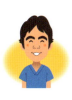

温存の場合は再手術で全摘術になることもあるよね。
外側切開やIMF切開だと，温存→全摘にも変更ができ，整容性も高いよね！

第4章　症例で学ぶオンコプラスティックサージャリー | 121

| 部位 | 右BD領域 | 乳がん術式 | SSM+SNB+TE | 再建(術式) | 一次二期人工物再建 | その他 | |

case 16 皮膚切除はまず根治性を優先し，縫合を工夫して整容性の確保を

一次再建を考える場合，可能な限り皮膚は残したいが，根治性は確実に確保しなければならない。根治性を確保したうえで皮膚切除を最小限にするには，最初から縫合しやすい紡錘形の皮切にするのではなく，必要最小限の皮膚切除を行い，縫合を工夫して整容性の向上を目指そう。

41歳女性。右乳がん（BD領域 pTisN0M0 stage 0）に対し，SSM+SNB+TE再建を施行した。

▶▶ 治療方針と経過

皮下脂肪がほとんどないため，腫瘍が皮膚に近接している部位が数カ所あり，これらの部分の直上皮膚とNACを切除する皮膚切開でSSM+SNB+TE再建を施行した。皮膚切除を必要最小限とする皮膚切開創としたため，ベンツマーク型に皮膚縫合を行った。術後8カ月経過し，他院にてインプラントへの入れ替え術を受けた。NAC再建は希望していないが，整容性は比較的良好である。

皮膚切開・皮膚切除・皮膚縫合は，自由な発想で！

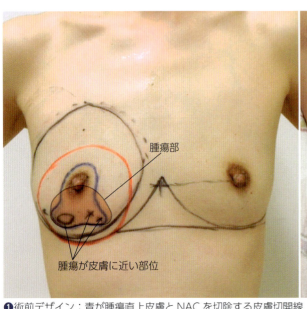
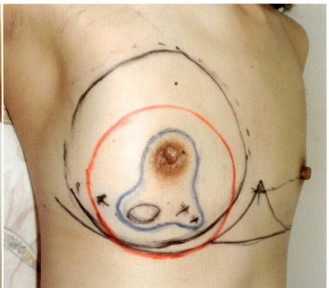

❶術前デザイン：青が腫瘍直上皮膚とNACを切除する皮膚切開線

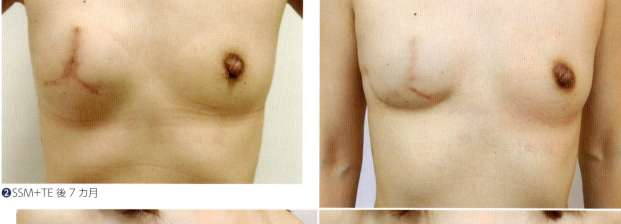

❷SSM+TE 後 7 カ月

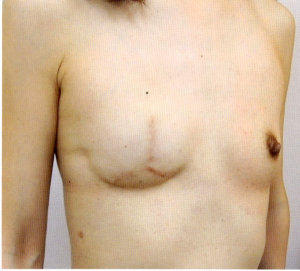
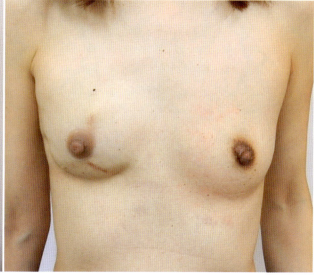

❸インプラントへの入れ替え術後 2 年 6 カ月：NAC 再建は希望していないが，既成の人工乳頭乳輪を貼るだけでも比較的良好な整容性が得られている

乳腺外科医はまず，再発しない手術を目指しましょう！
そのうえできれいになる工夫を！

必要最小限の皮膚切除は私も大賛成です．Dog ear を生じたとしても後日修正可能です．

同感です！　皮膚切除，縫合のやり方は，従来法にとらわれず臨機応変に柔軟にすべきことを教えてくれるようなケースです．TE 挿入を前提としているので，私なら下だけ purse-string suture を試してみるかも．

第 4 章　症例で学ぶオンコプラスティックサージャリー

| 部位 | 左CD領域 | 乳がん術式 | NSM+SNB | 再建(術式) | 二次二期人工物再建 | その他 | 対側豊胸 |

case 17 整容性の優れたNSMなら二次二期再建も整容性は良好

乳がんの正確な進行度は術前にはわからない。乳房再建を希望している場合でも，術後照射が必要になる可能性がある場合は二次再建が勧められる。一次再建を行わない場合でも，NACの位置が左右対称となるようなNSMを行っておけば，二次再建は比較的容易であり，また，再建後の整容性も良好となる。

38歳女性。左乳がん（C領域主体でCA～CD領域　pT1bN0M0 stage I）に対し，NSM+SNBを施行した。

術後1年経過し，他院で二次二期人工物乳房再建を施行してもらった。

▶治療方針と経過

乳がん手術前に乳房再建を希望していたが，腫瘍の範囲が広範で術後化学療法や放射線照射が必要となる可能性も考えられたため，まずはNSM+SNBを施行した。NSMの皮切は針生検創および腫瘍が近い部分の皮膚を切除しつつ，NACの位置が変位しないように工夫した。術後1年経過し，二次乳房再建目的で他院へ紹介した。乳房が小さかったが，豊胸の希望があり，TE挿入術後，対側乳房豊胸術を受け，その後インプラントへの入れ替え術を施行された。再建術後の整容性は良好である。

乳がん手術の時から乳房再建を意識して手術することが重要ね！

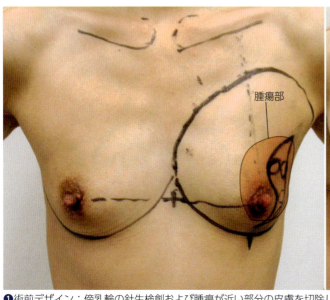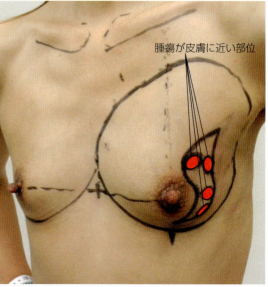

❶術前デザイン：傍乳輪の針生検創および腫瘍が近い部分の皮膚を切除しつつ，NACの位置が変位しないようにマーキングした

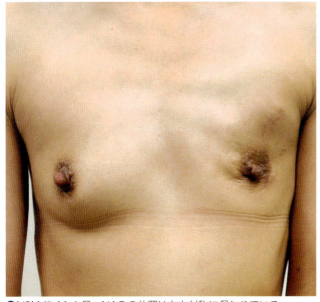
❷NSM後11カ月：NACの位置は左右対称に保たれている

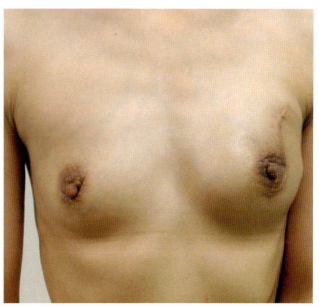
❸TE挿入後2カ月・拡張後

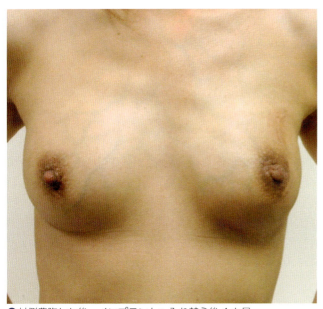
❹対側豊胸した後，インプラントへ入れ替え後4カ月

NSMでは，再建の有無にかかわらず，NACの変位を来たさない努力を！

乳腺外科医がNACの変位に配慮してくれると再建が本当にやりやすいね。

乳頭乳輪の変位を来たさないための皮膚切開の部位，皮膚切除の幅や方向について考えなさいと，示唆してくれるようなケースですね！

第4章　症例で学ぶオンコプラスティックサージャリー

| 部位 | 左A・C領域（多発） | 乳がん術式 | IMF切開でNSM+SNB+TE再建 | 再建（術式） | 一次二期人工物再建 | その他 | 乳頭乳輪変位 |

case 18 IMF切開でNSMを行い，NACの変位を修正する

NSMで人工物による一次再建を行う場合，NACの頭側変位が起こりやすい。NSMをIMF切開で行っておくと，術後NACの頭側変位が起こっても，インプラントへの入れ替え時に，皮膚を尾側に牽引することができ，軽度な頭側変位であれば修正可能である。

38歳女性，左多発乳がん（A領域・C領域　TisN0M0 stage 0）に対し，IMF切開でNSM+SNB+TE再建を施行したが，術後NACが頭側へ変位した。

▶ 治療方針と経過

IMF切開でTEをインプラントへ入れ替え，その際，乳房皮膚を尾側に牽引してNACの変位を修正した。

IMF切開によるNSMは，乳房下垂が軽度で腫瘍が皮膚に近接していない症例が良い適応！

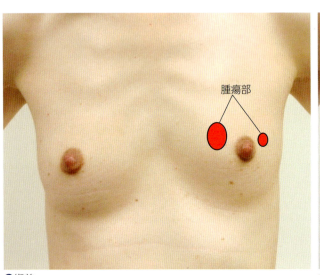

❶術前

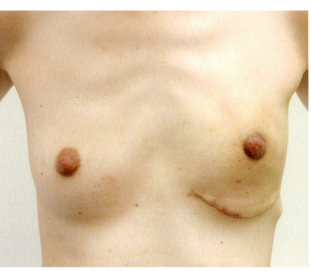

❷NSM+SNB+TE挿入直後：まだNACは変位していない

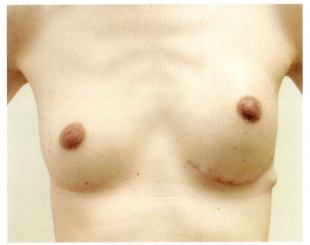
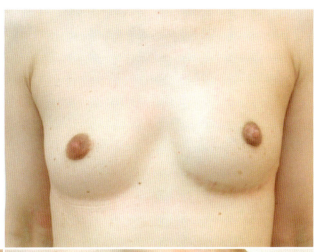

❸インプラント入れ替え前：NAC が頭側変位している

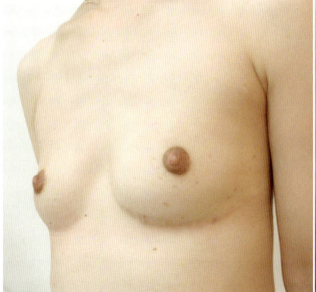

❹インプラント入れ替え後 3 年。NAC の変位は修正されている

NSM では NAC の頭側変位が起こりやすいけど，インプラント入れ替え時にきれいに治してもらえると，乳腺外科医も患者さんもハッピー！

NSM 後の NAC 頭側変位はよく見られる合併症だけど，この方法は良い方法だね。乳房知覚も温存されるからいいよね。

確かに IMF 切開なら，入れ替え時に修正も容易だね！　うちの施設では外側切開から NSM をやることがほとんどで，同じような頭側変位がある場合，乳輪周囲を切開して下方に牽引して purse-string suture したり switch flap で修正するけど，なかなか難しい。

第 4 章　症例で学ぶオンコプラスティックサージャリー ｜ 127

| 部位 | 左C・C'領域（多発） | 乳がん術式 | IMF切開でNSM+SNB+TE再建 | 再建（術式） | 一次二期人工物再建 | その他 | 断端陽性 |

case 19　断端陽性なら，インプラント入れ替え前に追加切除を！

TE挿入術後に断端陽性が判明した場合，照射の必要がない症例に照射を施行するというのは本末転倒である。照射を施行すれば被膜拘縮などのリスクが上がり整容性は不良となる。局所再発が起これば，せっかく再建した乳房をとらなければいけないかもしれない。インプラントへの入れ替え前に断端陽性部を切除するのが最も根治性と整容性を考慮した治療と考える。

48歳女性，左多発乳がん（C領域 pT1aN0M0，C'領域 pT1bN0M0 stage I）に対し，IMF切開でNSM+SNB+TE再建を施行したが，術後乳頭側断端のごく近傍（600μm）に乳管内成分を認めた。

▶治療方針と経過

TEを拡張して皮膚を進展させた後，いったん抜水して局所麻酔下での左乳頭切除を施行した。この際，乳輪が広がらないように，乳輪部の皮下に2-0プロリン系で縫縮を加えておいた。二期再建は他院へ紹介し，IMFからインプラントへの入れ替えと対側豊胸術を受けた後，健側乳頭からの乳頭移植および刺青による乳輪再建を施行され再建が完成した。

まず，確実な腫瘍切除を行ってから再建する姿勢が大事！

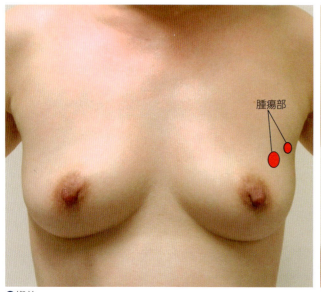

❶術前

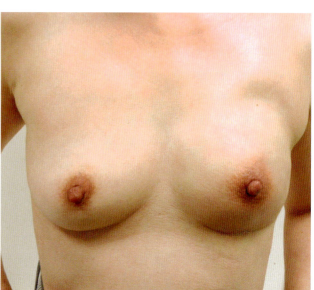

❷IMFからのNSMおよびTE留置術後2カ月

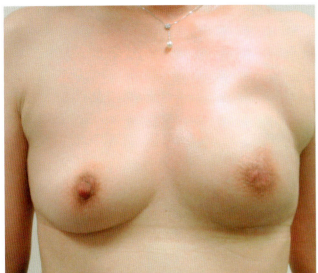
❸左乳頭切除後3カ月

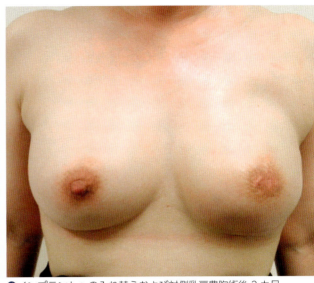
❹インプラントへの入れ替えおよび対側乳房豊胸術後2カ月

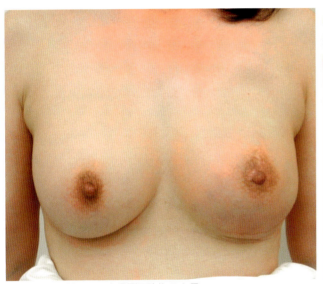
❺健側乳頭移植による左乳頭再建後5カ月

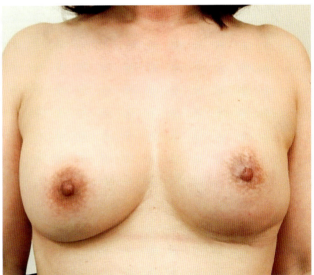
❻健側乳頭移植による左乳頭再建後2年：豊胸した右乳房が下垂したため左右差が出現したが、再建乳房に局所再発などは起こっていない

まず，きちんと根治性を確保してから，きれいに治す！

乳がんの根治が第1ですから，断端陽性部分はしっかり切除してください。再建乳房形態維持のため，不必要なRTはできるだけ避けてください。

断端陽性部分が判明しているなら，その部分をしっかり切除することが基本の「き」ですよね！　同感です。乳輪の追加切除はこの場合必要ないのかな？　教えて。

この症例は主病変とは別の小さな多発病変が乳頭直下に認められただけだったので乳頭のみの切除にしましたが，画像上乳輪皮膚にも近いと考えられる病変なら乳輪の追加切除も必要だと思います。ケースバイケースです。ちなみに，この症例は追加切除した乳頭にがんの遺残はありませんでした。

| 部位 右乳房 | 乳がん術式 Bt | 再建(術式) 二次二期人工物再建 | その他 対側固定 |

case 20 乳房下垂を伴うインプラント再建では，反対側乳房固定術が有効

インプラントによる乳房再建において健側乳房が下垂している場合，左右対称性を得ることがしばしば困難となる。そのような場合，下垂乳房を再現するよりも，反対側乳房の固定術を行う方が容易かつ高い満足度が得られることが多い。反対側乳房固定術を追加する場合は，より高いプロジェクションを有するインプラントを選択する必要がある。

55歳女性，右乳がんに対し他院にて乳房切除術を施行された。二次再建目的で来院した。

右乳房はインプラントと脂肪注入によって再建し，健側には乳房固定術を行って左右対称性を得ることができた。

▶治療方針と経過

インプラントによる再建術希望であったが，反対側乳房に下垂を認めたために左右対称性を得ることが困難と考えられた。反対側乳房に瘢痕が生じても左右対称性の再現を希望したため，TE挿入術に加えて反対側乳房の固定術を施行した。6カ月後，反対側乳房形態がほぼ固定した段階でインプラントへの入れ替え術，脂肪注入術を施行した。

術後6カ月では，良好な左右対称性が得られた。

インプラント再建では，無理に下垂乳房を再現しない！

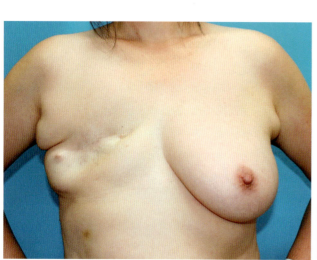
❶術前：反対側乳房の下垂を認める

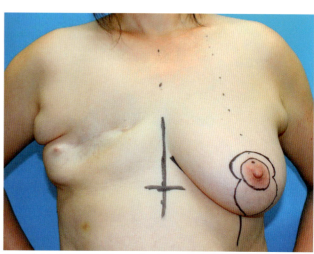
❷デザイン：TE挿入術，vertical scar法による乳房固定術を施行した

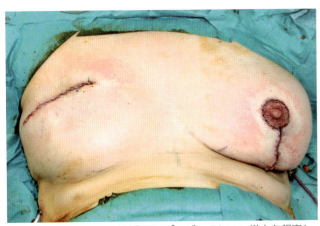

❸1回目手術直後：反対側乳房のプロジェクション増大を想定し，ナトレル 133 TE MX13 を挿入した

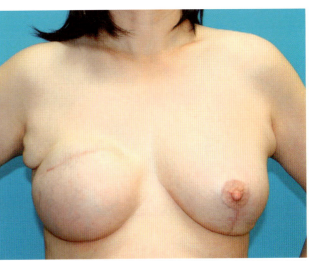

❹インプラントへの入れ替え術：脂肪注入術前で，反対側乳房形態はほぼ固定している

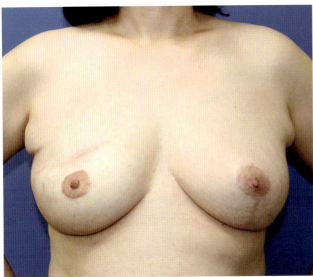
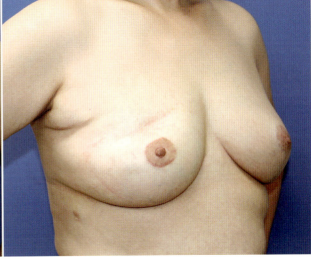

❺術後 1 年：良好な左右対称性が得られた

健側乳房が下垂している乳房再建の場合は，乳房固定術や縮小術が必要だね。

やっぱり縮小術を併用すると左右対称になりますね。でも自費なんですよね…。

固定術後の乳輪の大きさと形がきれいで，左右のバランスもよいですね。健側の乳頭や乳輪を，乳頭乳輪再建に使用しているのかな。

この症例は健側乳頭半切移植しています。乳輪の大きな症例では切除乳輪も利用できますね。

第4章　症例で学ぶオンコプラスティックサージャリー

| 部位 | 左AC領域 | 乳がん術式 | SSM+TE | 再建（術式） | 一次二期人工物再建＋脂肪注入 | その他 | |

case 21 インプラント入れ替え時の脂肪注入は，整容性向上に有効！

胸筋温存乳房切除やSSMあるいはNSM後にTEを挿入し，通常6カ月後に乳房インプラントへの入れ替え術を施行する。その時にインプラント周囲の段差や上胸部の陥凹が問題となる。インプラント入れ替え時の脂肪注入はこれらの変形を改善するための有力な手法である。

45歳女性，左乳がんに対してSSMを施行され，同時にTEを挿入した。

術後11カ月にインプラントへの入れ替え術と脂肪注入術を行った。

▶治療方針と経過

左乳がんに対してSSMが施行され，同時にTE（アラガン社製，J133MV-12）を挿入した。TE内に生食350ml注入し，術後11カ月に乳房インプラント（アラガン社製，JTF2-MM125-320）への入れ替え術を施行した。下腹部から脂肪吸引を行い，1,000rpm，3分間で遠心分離を行った後56mlの脂肪細胞を得た。前回の手術瘢痕を切除し，TEを除去した後，内腔から目的とする部位の大胸筋内や皮下に脂肪を注入した。

術後1年でインプラント頭側端の段差は目立たず，上胸部の陥凹も矯正された。

脂肪注入は，インプラント周囲の段差の解消や，上胸部の凹みの修正に有効である

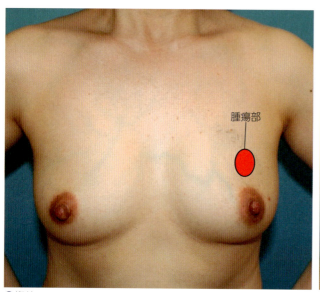

❶術前

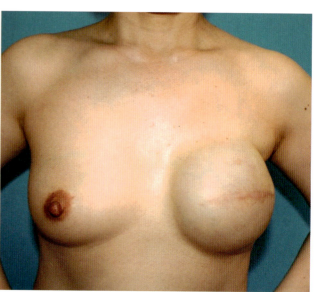

❷TE挿入後6カ月：インプラント入れ替え前

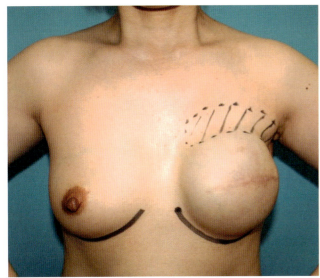
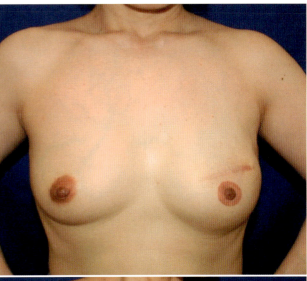

❸インプラント入れ替え時：斜線部に脂肪注入を予定した

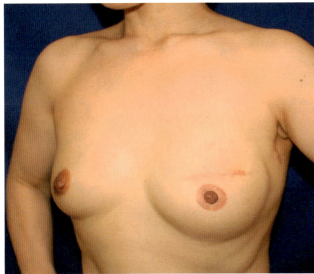
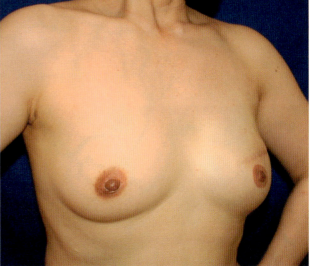

❹術後1年

TEからインプラントへの入れ替え時に脂肪注入は今後必須になるね。

きれいに修正されていますね〜。保険でできるといいんですが…。

同感です。脂肪注入はインプラント再建で必須の手技ですね。
インプラント入れ替え時や，乳頭乳輪再建時に保険でできるようになるといいですね。

第4章　症例で学ぶオンコプラスティックサージャリー | 133

| 部位 | 右乳房 | 乳がん術式 | SSM | 再建(術式) | 二次二期人工物再建＋脂肪注入 | その他 | |

case 22 インプラント入れ替え時の脂肪注入は，二次再建でも有効！

全乳房切除術やSSMまたはNSM後変形の二次再建時にTEを挿入し，6カ月後に乳房インプラントへの入れ替え術を施行する。その時にインプラント周囲の段差や上胸部の陥凹が問題となる。インプラント入れ替え時の脂肪注入はこのような変形を改善するための有力な手法である。

47歳女性，右乳がん術後変形に対して二次的にTEを挿入，術後7カ月にインプラントへの入れ替え術と脂肪注入術を行った。

▶治療方針と経過

右乳がんに対して他院でSSMが施行され，二次的にTE（アラガン社製，J133MV-12）を挿入した。TE内に生食350ml注入し，術後7カ月目に乳房インプラント（アラガン社製，JTF2-FM120-310）への入れ替え術を施行した。下腹部から脂肪吸引を行い，1,000rpm，3分間で遠心分離を行った後120mlの脂肪細胞を得た。前回の手術瘢痕を切除し，TEを除去した後，内腔から目的とする部位の大胸筋内や皮下に脂肪を注入した。術後1年でインプラント頭側端の段差は目立たず，上胸部の陥凹も矯正された。

組織不足の部位に脂肪注入は有効ですが，移植床の厚みがないと十分に注入できません。

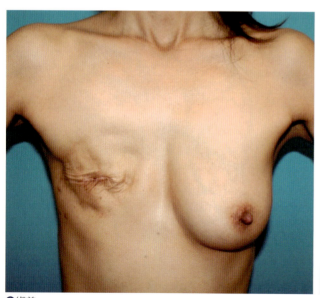
❶術前

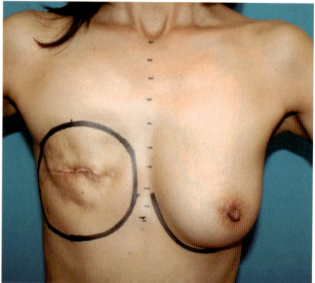
❷TE挿入のデザイン

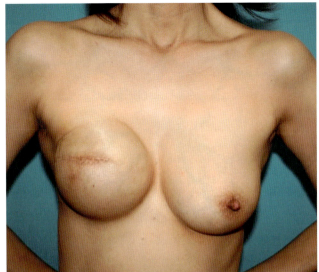
❸TE内に350mlの生食を注入した

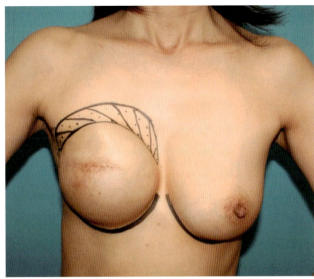
❹インプラント入れ替え時：斜線部に脂肪注入を予定した

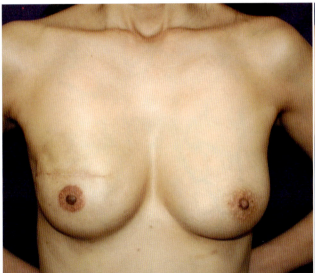
❺術後1年

TEからインプラントへの入れ替え時に脂肪注入するのは，どの部位の陥凹変形にも有効だね。

インプラント交換後は，上縁の段差がきれいに修正されていますね！一工夫で結果がかなりよくなることを物語っています。

陥凹が本当にわかりにくくなっていますね。でも，修正が難しい，脂肪の入りにくい場所もあるんですね。

そうですね。組織の薄い部位では脂肪注入はできません。

第4章　症例で学ぶオンコプラスティックサージャリー

| 部位 | 左CD領域 | 乳がん術式 | 腫瘍直上皮膚切除を伴うNSM+SNB+TE | 再建(術式) | 一次二期人工物再建 | その他 | 合併症 |

case 23　創縁治癒遅延を，プロスタンジン軟膏＋イソジンシュガーで治癒させる

一次再建でのTE挿入後に創縁壊死が起こると，以前は創部をデブリードマンして再縫合を行っていた。しかし，プロスタンジン軟膏＋イソジンシュガー塗布を行うことで，軽度の創縁壊死は保存的に完治できるようになった。デブリードマン＋縫合による完治より，整容性に優れている。

46歳女性，喫煙歴20本/日。左乳がん（CD領域　TisN0M0 stage 0）に対し，腫瘍直上皮膚切除を伴うNSM+SNB+TE再建を施行したが，創縁の一部が壊死に陥った。

▶▶ 治療方針と経過

創縁壊死による創部治癒遅延に対し，毎日シャワー後にプロスタンジン軟膏（10g）＋イソジンシュガー（10g）の混合軟膏を創部へ塗布し，ガーゼで保護することを患者に指導し，保存的に治療する方針とした。1回/週，外来で創部を確認し，壊死に陥った皮膚を少しずつ切除しながら，完全に上皮化するまでプロスタンジン軟膏＋イソジンシュガーを継続し，約2カ月で完治した。

喫煙歴のある人は創治癒遅延が起こりやすいけど，上手に管理すれば治癒は可能。毎日の包交を患者にきちんと指導できるかが，重要ね！

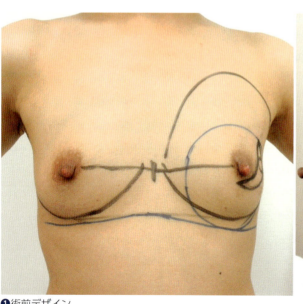
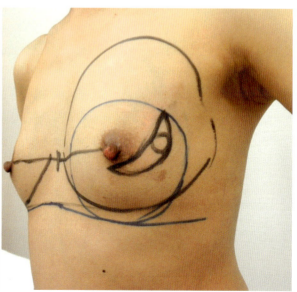

❶術前デザイン
腫瘍直上皮膚および針生検の創を切除し，NACを尾側に下げる皮膚切開線を予定。黒線は立位でのIMF，腫瘍部位および腫瘍直上を含めた皮膚切除予定線と乳腺切除範囲。青線は立位で正中にマークしたIMFの高さを臥位で水平に伸ばした線で，この線をTE挿入位置の下縁に設定する

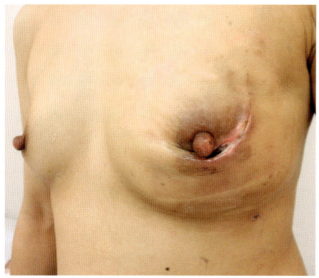
❷①の術後1カ月の状態：乳房の形態は良好だが創縁皮膚が一部壊死して治癒遅延となっている。プロスタンジン軟膏＋イソジンシュガー塗布を開始した

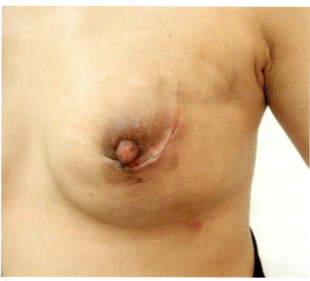
❸塗布後1カ月

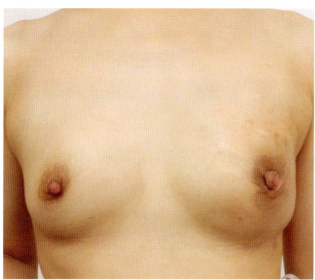
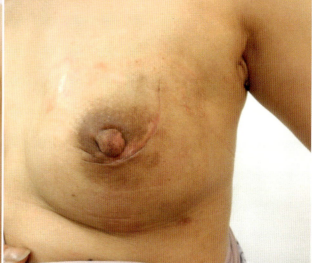
❹塗布後2カ月

この方法は感染も起こしにくく，比較的きれいに治るので，ちょっとした創治癒遅延にはオススメ。でも，創治癒遅延が起こると術後の補助療法が遅れてしまうので，実際は起こらないようにしたい。この症例は術後補助療法が必要ないstage 0 乳がんだったから良かったけど。

やはり喫煙歴のある患者さんは要注意だね。術中にICG（インドシアニングリーン）で蛍光造影して皮弁血行を確認しているけど，とても参考になるよ！

小範囲の皮膚壊死であれば保存的治療も有効だね。でも，広範囲で感染を伴うようであればTEに感染が波及することもあるから要注意だね。

| 部位 | 右C領域 | 乳がん術式 | NSM+SNB+TE | 再建(術式) | 一次二期人工物再建 | その他 | 合併症 |

case 24 人工物による再建での創部治癒遅延は，早期に積極的な治療を！

感染は人工物による乳房再建において大きな問題になる．手術創の皮膚壊死や治癒遅延は感染を引き起こす原因となる．術後，手術創に皮膚壊死・治癒遅延を来たした場合，感染を引き起こしてしまうと最終的にTE抜去につながる可能性があり，早期に対応する必要がある．

39歳女性，右乳がん（C領域 pT1aN0M0 stage I）に対し，IMF切開からのNSM+SNB+TE再建を施行した．

▶▶ 治療方針と経過

術後，皮膚切開創縁の一部に皮膚壊死を来たし，これに起因した感染が起こった．抗生剤を処方したが軽快せず，壊死に陥った皮膚を切除して再縫合し，さらに抗生剤投与を継続した．炎症自体は少しずつ軽快したが，再縫合した部位からTEが露出してしまったため，TEを抜去した．

抗生剤だけで粘らず，早い対応が重要！

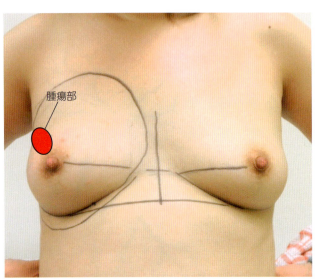

❶術前デザイン

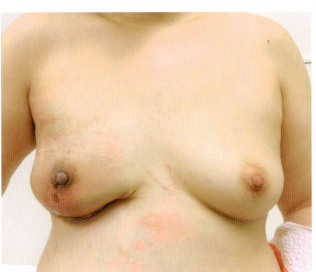

❷術後3週

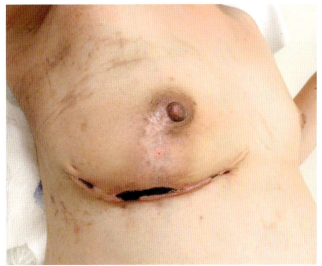

❸術後3週（臥位）：IMF部の皮膚切開創縁の一部が壊死に陥っているが，まだ炎症は起こしていない

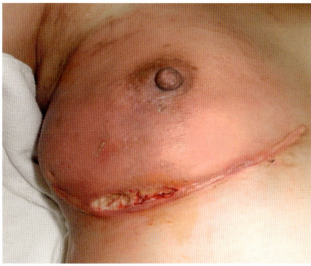

❹術後7週（臥位）：皮膚壊死が誘因になったと思われる感染が起こり，抗生剤を処方したが軽快しなかったため，壊死に陥った皮膚を切除し，再縫合した

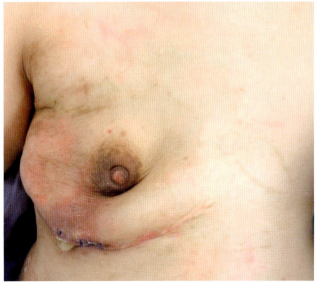

❺術後3カ月：炎症自体は少しずつ軽快したが，再縫合した部位からTEが露出してしまったため，TEを抜去した

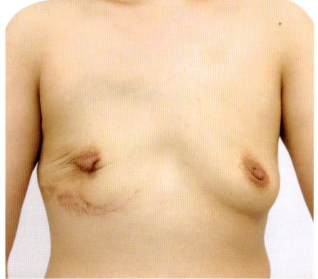

❻術後2年：再度の再建は希望しなかった

早期に壊死組織を切除しておくべきでした…。

人工物での乳房再建時の創縁壊死は，感染や人工物露出を来たす恐れがあり要注意だね。

大胸筋や筋膜脂肪弁など血行が良い組織でTEがしっかりカバーされていれば大丈夫かとも思うけど。僕もこの程度の皮膚壊死なら，まずは保存的に様子を見てしまうだろう。考えさせられます。

第4章　症例で学ぶオンコプラスティックサージャリー

| 部位 右乳房 | 乳がん術式 SSM+TE | 再建(術式) 一次二期人工物再建 | その他 合併症 |

case 25 抗生剤無効のTE感染には，持続洗浄が有効

TEの術後合併症として感染がある。抗生剤投与のみの対応は無効であることも多く，対応にしばしば苦慮する。そのような場合，TEの入れ替えに加え，生食水による持続洗浄をなるべく早い段階において行うことでTE抜去を回避できる可能性が高まる。

45歳女性，右乳がんに対してSSMおよびTE挿入術を施行した。

▶▶ 治療方針と経過

術後3週においてTE挿入部の発赤と疼痛が出現し，術後感染の診断にて再入院となった。広域スペクトラムの抗生剤投与をするも改善せず，入院後3日に緊急手術となった。大量の生食による洗浄，新しいTEへの入れ替え，および中枢カテーテルキットを用いた1日1,000mlの生食水による持続洗浄を1週間施行し，感染は沈静化した。インプラントへの入れ替え後2年において特に問題を認めていない。

抗生剤無効例では，なるべく早く手術対応する！

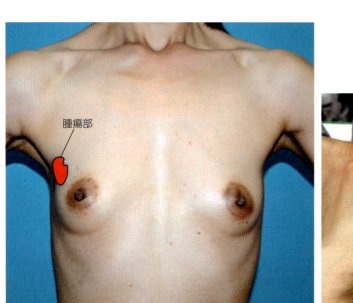

❶術前：SSM + SLNB + TE挿入を施行した

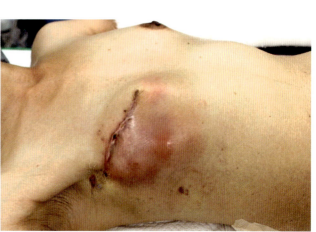

❷術後3週：創部の発赤と疼痛が出現し，TE感染と診断した

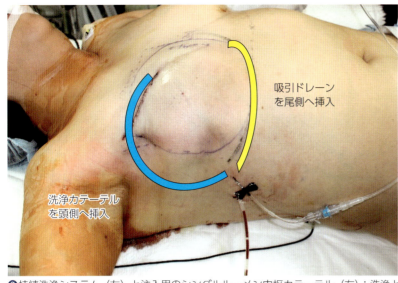
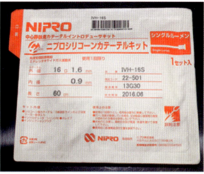

❸ 持続洗浄システム（左）と注入用のシングルルーメン中枢カテーテル（右）：洗浄とTE入れ替え後，持続洗浄を行った。術中の創部培養にて起炎菌がMRSAと判明したため，抗MRSA薬投与も行った。持続洗浄中は排液ボトル内の排液を1日3回程度廃棄し，安静度は院内フリーとする

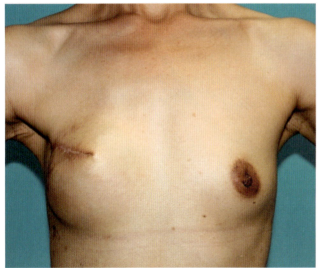

❹ インプラントへ入れ替え前

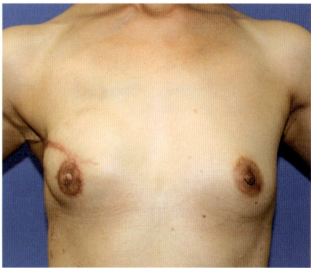

❺ 入れ替え術後2年

合併症…，起こしたくないですが，起こった時の対応，大事ですね。

TEが感染を起こしたら以前はすべて抜去していたよ。持続洗浄をするようになって8割は治癒するようになったね。

すごいね！　MRSA感染でも持続洗浄で耐えしのいだんですね。なんでも早めの対応が大事ですね。

| 部位 | 右C領域, 左AB領域 | 乳がん術式 | SSM+SNB+TE | 再建(術式) | 一次二期人工物再建 | その他 | 合併症 |

case 26 くり返す合併症。良い状態にしてからシリコンへの入れ替えを！

感染や被膜拘縮は人工物による乳房再建において大きな合併症である。感染を起こすと，その後，被膜拘縮も起こりやすくなる。TEで感染を起こし，被膜拘縮を来たした場合，被膜切除と同時にTEを入れ替え，再度しっかり拡張させてからシリコンへの入れ替えをした方が，良好な整容性が得られる。

50歳女性。両側乳がん（右C領域 pT1miN0M0 stage I，左AB領域 pTisN0M0 stage 0）に対し，SSM+SNB+TE（コーケン社製）再建を施行した。

▶ 治療方針と経過

術後，右乳房に感染を起こしたが，抗生剤投与にて軽快した。しかし，被膜拘縮を起こし，拡張不良となったため，術後9カ月に右の被膜切除およびTEの入れ替え術を施行した。2回目手術の4カ月後に左TEの破損による縮小および被膜拘縮を認め，続いて感染も出現した。抗生剤で感染は軽快したが，右もTE破損による縮小を来たしたため，2回目手術の6カ月後に左の被膜切除，右の被膜切開，両側のTE入れ替え術を施行した。3回目手術の6カ月後，他院にて両側インプラントへの入れ替え術を施行された。インプラント入れ替え後2年の経過は良好である。

> 患者が諦めていないのであれば，主治医は諦めていけない。

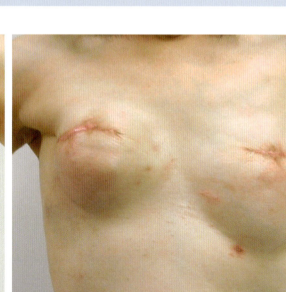

❶術前

❷術後9カ月：右乳房に強い被膜拘縮があり，TEの拡張は困難であったため，被膜切除とTE入れ替え術を施行した

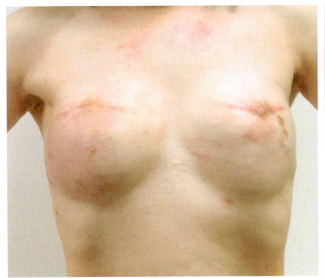
❸右 TE 入れ替え術後 3 カ月

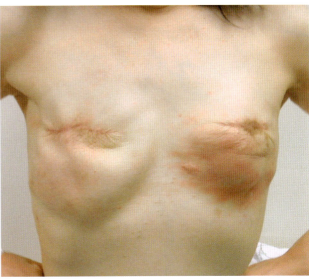
❹2 回目手術後 6 カ月：両側 TE 破損と左被膜拘縮が生じた。左の被膜を切除し，右の被膜切開，両側の TE 入れ替え術を施行した

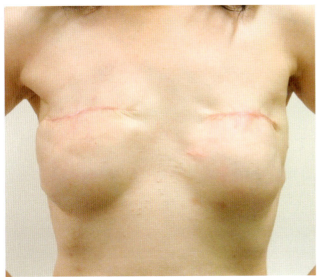
❺両側 TE 入れ替え術後 4 カ月

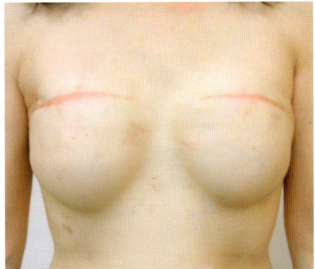
❻インプラント入れ替え術後 2 年：乳頭乳輪の再建は希望していない

合併症を起こしてしまうと患者さんだけでなく主治医も落ち込む。でも，患者が諦めていないのに主治医が諦めてはいけない。頑張れ！

感染を起こして数回の手術を繰り返しても，最終的にきれいになったね。患者も医師も最善を尽くそう！

目の前の問題をきちんと整理してから次のステップに進みなさいと，教えてくれるような症例ですね！
患者さんも主治医も粘り強く，根気強く頑張ったのですね。
被膜拘縮のこの後の長期フォローも，いつか教えてください。

| 部位 | 左C領域 | 乳がん術式 | NSM+SNB+TE | 再建(術式) | 一次二期人工物再建 | その他 | 合併症 |

case 27 人工物による再建では，被膜拘縮などの「晩期合併症」についても必ず説明を！

人工物による乳房再建が保険適用となり，乳がん手術と同時に施行する機会が増加した．乳がんについてだけでも混乱している患者に，術前，再建の合併症について詳細に理解してもらうことは難しいが，将来起こるであろう被膜拘縮などの合併症について，少なくとも写真などを提示して説明しておくべきである．

43歳女性，左乳がん（C領域 pT1bN0M0 stageⅠ）に対し，乳房外縁切開からのNSM+SNB+TE再建を施行した．

▶治療方針と経過

最初のTE挿入時から，TEの挿入位置が高くNACの位置も頭側に変位していた．インプラントへの入れ替えは他院へ依頼したが，入れ替え時に修正は施行されなかった．再建時より左右差はあったが，時間の経過とともに被膜拘縮が出現し，さらに整容性は低下した．

長期経過を見たことがなくても，被膜拘縮などの晩期合併症について必ず説明を！

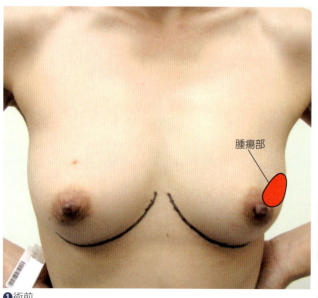

❶術前

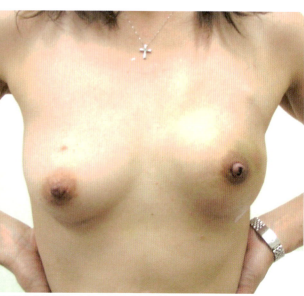

❷NSM+TE術後：TEの挿入位置が高く，NACの位置も頭側に変位している

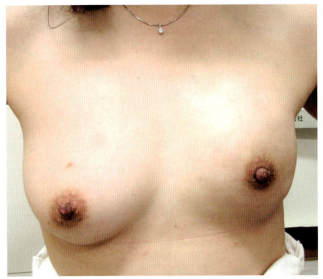
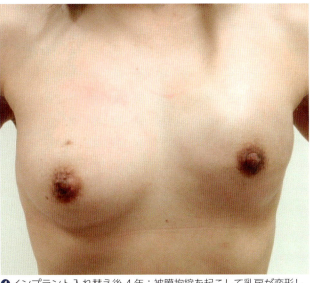

❸インプラントへの入れ替え後3カ月：挿入位置やNACの位置は修正されておらず，整容性はあまりよくない

❹インプラント入れ替え後4年：被膜拘縮を起こして乳房が変形し，整容性は低下した

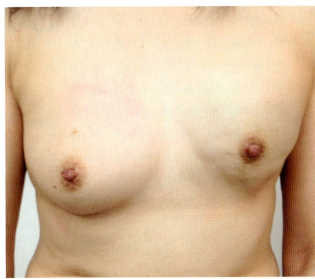

❺インプラント入れ替え後9年6カ月：被膜拘縮がさらに強くなり，乳房が変形し，整容性はさらに低下した

被膜拘縮も問題だけど，最初のTE挿入がまずいと整容性は不良。
最初がよくなかったせいか，再手術を勧めても受ける気になってくれない…。

インプラントの被膜拘縮や再手術に関してのインフォームド・コンセントも大事だね。

欧米での長期成績では，半数が何らかの再手術を受けるというデータもあるし。
ここが人工物による再建の難しいところ。
患者さんが希望すれば修正術かと思います。

| 部位 | 右乳房 | 乳がん術式 | NSM+Ax | 再建(術式) | 自家組織再建（DIEP flap） | その他 | 合併症 |

case 28　インプラント再建後の高度な被膜拘縮では，自家組織での再々建も

乳房インプラントが保険適用となり，今後再建例がますます増えることが予想される。経過観察中に強い被膜拘縮を呈する症例では，被膜切開，切除などの修正術が考慮されるが，それでもメンテナンスが難しい場合，広背筋皮弁やDIEP flapなどの自家組織再建も考慮される。

58歳女性。右乳がん術後で前医で乳房インプラントによる再建が行われた。術後に著しい被膜拘縮を認め，乳房変形，疼痛の訴えがあり，インプラント抜去とDIEP flapで再度再建を行った。

▶▶治療方針と経過

大胸筋下の被膜の切除と乳房インプラントの抜去，DIEP flapによる乳房再建を行った。被膜は肥厚して，拘縮により乳房インプラントには皺線を認めた。右季肋部には開腹術の瘢痕が認められたため，上腹部の皮下脂肪は採取しなかった。内胸動静脈と血行再建を行った。術後3年を経過して，乳房形態・大きさの左右差は改善され，乳房の痛みも消失した。

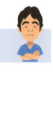

程度の強い被膜拘縮は，再々建も検討すべき。

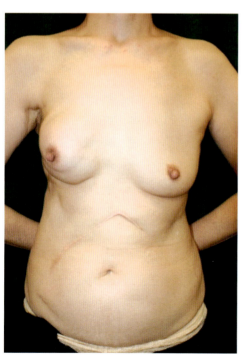
❶術前

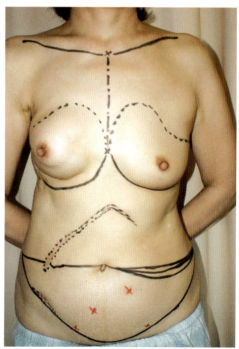
❷デザイン：DIEP flapによる乳房再建を計画した

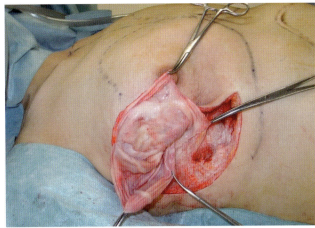

❸DIEP flap による再建：厚く肥厚した被膜を認めた．大胸筋下の被膜は切除して，皮下ポケットを新たに作成して行った

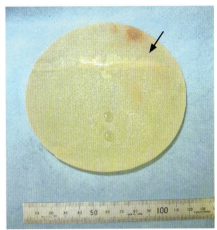

❹アナトミカルインプラントの表面には皺線（➡）を認めた

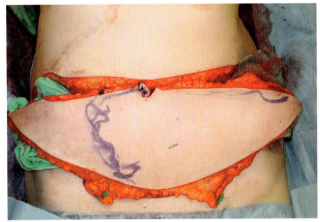

❺DIEP flap 挙上後，ICG 血管造影を行い，皮弁血行を評価した

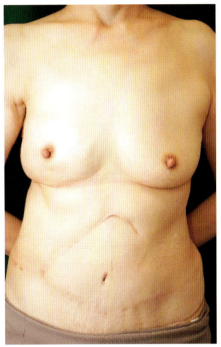

❻術後 3 年

乳房インプラントの長期的な合併症対策も重要だね！

今後は，10 年以上経過したインプラントの入れ替えを考える時も，自家組織再建を選択肢として考えた方がいいですね．

特に RT 照射後の被膜拘縮は，インプラントによる再建が困難なので，自家組織による再建が最善だね．

| 部位 | 右CD領域 | 乳がん術式 | SSM+SNB+TE | 再建(術式) | 一次二期人工物再建 | その他 | |

case 29　人工物による再建：下垂のない小さな乳房は良い適応だが，小さすぎる乳房は適応外

下垂のない小さな乳房は，人工物乳房再建の良い適応であるが，日本人のかなり小さい乳房に対応するインプラントのサイズがない。非常に小さい乳房で，かつ対側乳房の豊胸を望まない場合は，本来，人工物再建の適応でないことをきちんと説明することが必要である。

43歳女性，右乳がん（CD領域　pTisN0M0 stage 0）に対し，SSM+SNB+TE再建を施行した。

▶ 治療方針と経過

乳房サイズが小さく，健側を豊胸しないと左右対称にならないことを説明したが，豊胸は希望しなかった。インプラントへ入れ替えのみ施行し，その後6年以上経過したが，乳頭乳輪再建は希望していない。

小さすぎる乳房は健側の豊胸をしないと左右対称にならないことを，術前にしっかり説明しましょう！

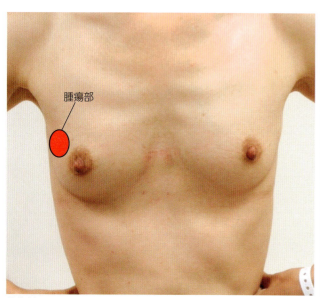

❶術前

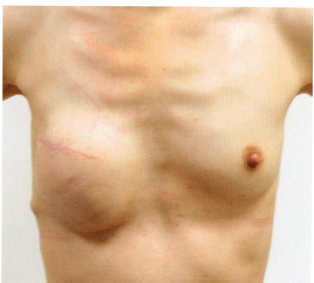

❷SSM+SNB+TE挿入の術後5カ月：TE（コーケン社製）を使用したため，IMFよりかなり尾側にTE留置した

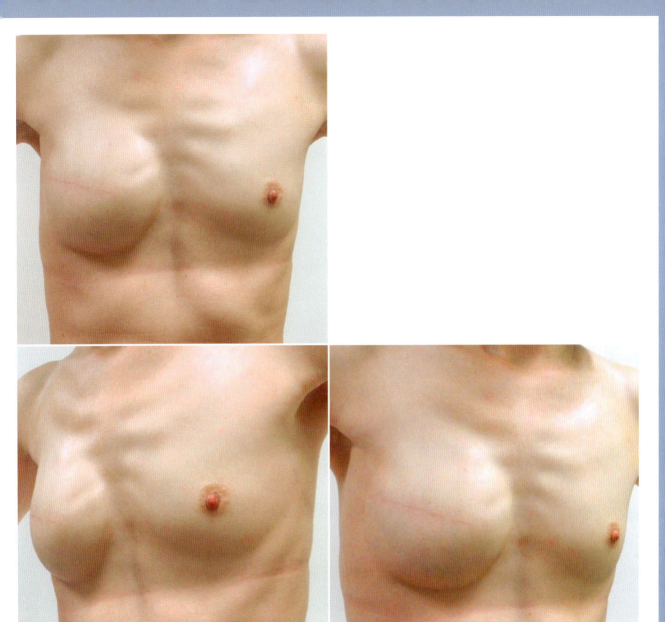

❸インプラント入れ替え後3年10カ月：乳房サイズに左右差があり，位置も尾側に変位したままであった

> 小さすぎる乳房は，健側の豊胸術を行わない限り，インプラントで対称性を得ることは不可能。

> 小さい乳房に対応する乳房インプラントが欲しいね。
> 特に幅が広くてプロジェクションの小さいインプラントが欲しいな。

> 同感！　健側の豊胸を希望しない患者さんもいるから，小さいインプラントが早く出てくるといいね。ちなみにこのような小さな乳房は，普通は自家組織だと広背筋皮弁だと思うけど，最近は脂肪注入も良い適応かなって思ってます。

| 部位 | 右C領域 | 乳がん術式 | Bt+Ax | 再建(術式) | 二次二期人工物再建 | その他 | 経時変化 |

case 30 下垂乳房の人工物による再建は手間がかかり，メンテナンスも必要

下垂乳房に対する人工物による再建では，健側乳房の縮小術を併用すれば対称性を得ることができるが，苦労して左右対称できれいな乳房を再建しても，時間が経つと健側は下垂し，刺青も色あせ非対称になる．うまくいっても人工物による再建はメンテナンスが必要である．

46歳女性，右乳がん（C領域 T2N1M0 stage IIB）に対し，Bt+Axを施行した．術後1年経過し，人工物による二次二期再建を受けた．

▶治療方針と経過

下垂乳房のため，TE挿入と同時に左乳房の縮小術も行った．TEをインプラントへ入れ替え後，局所皮膚で乳頭形成，刺青で乳輪を作成し，左右対称の乳房が完成した．しかし，8年経過した現在，左乳房が下垂し，刺青も薄くなり，左右が非対称となっている（修正術は希望していない）．

人工物再建はメンテナンスが必要なことを，必ず再建前に説明しましょう！

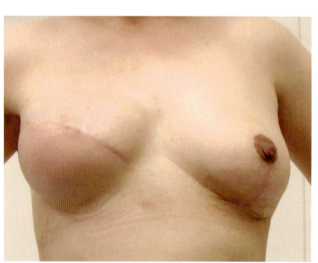

❶TE挿入，左乳房縮小術後3カ月

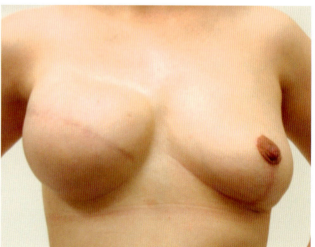

❷TE挿入後6カ月

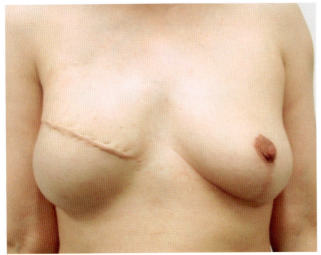
❸インプラントへ入れ替え後1カ月

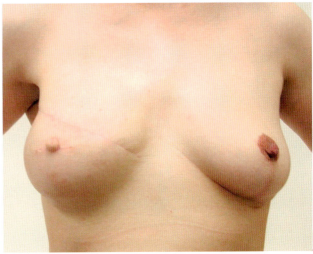
❹乳頭再建後1カ月

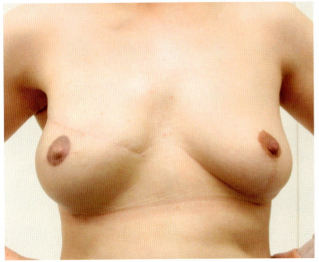
❺刺青後2カ月

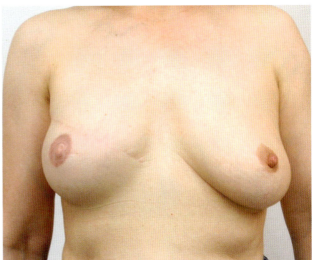
❻インプラントへ入れ替え後8年7カ月：健側が下垂し，刺青も薄くなり，再建直後と比べると非対称になっている

> すごく時間をかけてきれいに作ってもらったのに，だんだん非対称になっていくのは悲しい…。

> 人工物を使用した乳房再建は10年間だけではなく，健側乳房も含めて一生メンテナンスが必要だと思うよ。術前のしっかりした説明が必要だね。

> 乳がん患者さんは後療法や加齢性の変化で，体重の増減，健側乳房の萎縮，下垂などがあって，健側も再建乳房も大きさや形は変化するよね。

> インプラントも最初はよくても，だんだん左右差が目立ってきたりするし。適宜，修正が必要ですね。

第4章　症例で学ぶオンコプラスティックサージャリー

| 部位 | 左乳房 | 乳がん術式 | Bt+SNB | | 再建(術式) | 二次二期人工物再建 | その他 | |

case 31 下垂乳房の人工物再建は，かなりイメージが変わります！

下垂乳房を人工物で再建して対称性を得るためには，健側挙上が必要である．人工物の形に合わせる乳房を作成すると，かなり乳房のイメージが変わるので，ここまで変更することを患者が希望しているか，術前にしっかり確認しておくことが必要である．

37歳女性，左乳がん（pTisN0M0 stage 0）に対し，Bt+SNBを施行した．

術後2年経過し，人工物による二次乳房再建を希望したため他院形成外科へ紹介した．

▶治療方針と経過

　人工物による二次乳房再建を希望したが，乳房下垂が強いため，TE挿入時に健側乳房の縮小術が施行された．しかし，まだ下垂が強かったため，インプラント入れ替え時に再度縮小術を受け，その後，対側からの乳頭移植と刺青を行い，乳房再建が完成した．

かなり乳房のイメージが変わることを患者にしっかり説明しましょう！

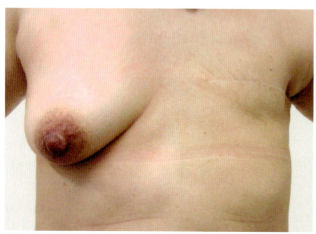

❶乳がん手術術後2年，二次二期乳房再建術前

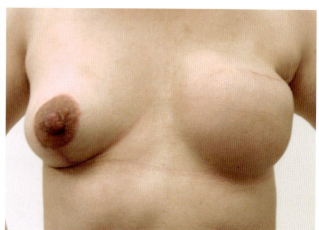

❷TE挿入術および1回目の健側乳房挙上術後6カ月

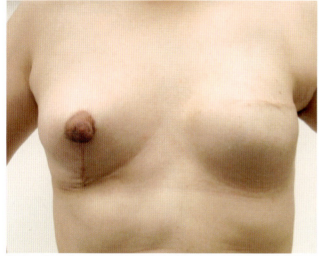
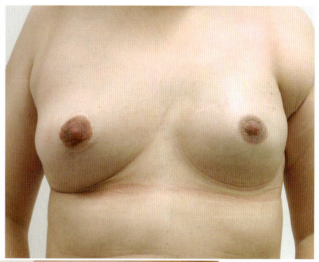

❸インプラントへの入れ替え術および2回目の健側乳房挙上術後3カ月

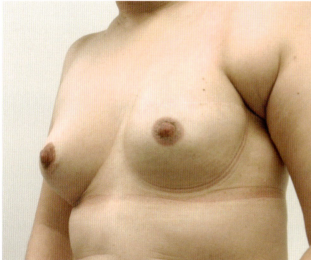
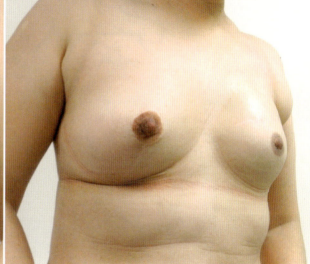

❹インプラントへ入れ替え術後6年6カ月

元の形とは全然違う乳房…。患者さんはこういう乳房になると思っていただろうか？

きれいな対称的な乳房になっているので患者さんは喜んでいると思うよ。ただ，インフォームド・コンセントは重要だね。

乳房再建は最終的に左右の大きさ，形のバランスが整うことが大切だよね。健側にメスを入れないで自家組織で下垂する乳房を再建するか，もしくは人工物再建して健側を挙上術するか。いろいろなオプションを患者さんに説明して，選んでもらうようにすべきだね。

| 部位 右乳房 | 乳がん術式 NSM+SNB → SSM | 再建（術式）一次一期自家組織再建（DIEP flap） | その他 ICG 造影検査 |

case 32 乳房切除後の一次再建では，乳房皮膚の ICG 造影検査が有効

乳房サイズが大きい症例や腫瘍位置が皮膚に近い症例においては，SSM 後に皮膚壊死をしばしば生じる。一方，術中において皮膚色などから正確な壊死領域を予測することは難しい。そのような場合，術中に ICG 造影を行い乳房皮膚の血流を観察することで一次的なデブリードマンが可能となる。

35 歳女性，右乳がんに対し，全乳房切除術＋腋窩 SNB ＋ DIEP flap による一次一期再建を施行した。

▶ 治療方針と経過

NSM が施行されたが，乳輪および周囲の残存皮膚がかなり薄くなったために術後の皮膚壊死が危惧された。術中において乳房皮膚の ICG 造影を行ったところ，血流不全の範囲が明確となり，同部の皮膚切除を一次的に施行した。術後，乳房皮膚壊死は認めず，皮弁も問題なく生着した。

一次一期再建では，特に，"乳房皮膚生存範囲を見極める"ことが重要！

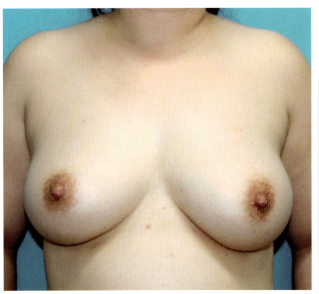

❶ 術前：かなり乳房サイズが大きい

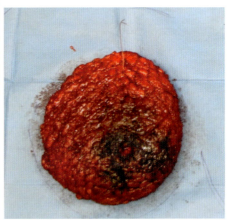

❷ 切除標本：乳輪およびその周囲において乳腺組織が皮膚直下にまで及んでいたため，同部位の残存乳房皮膚が薄くなった（739.7g）

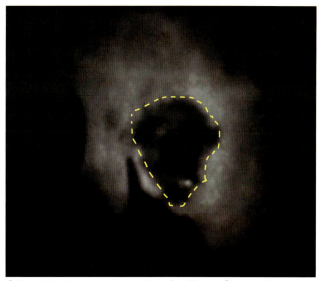
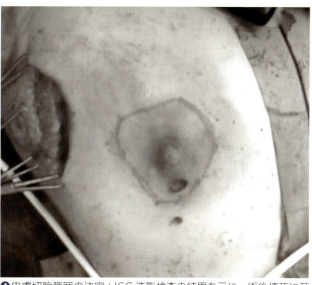

❸乳房皮膚の術中 ICG 造影：ジアグノグリーン®5mg を静注し，約 2 分 30 秒後に近赤外線カメラにて撮影を行い，血流不全範囲（点線内）のマーキングを行った

❹皮膚切除範囲の決定：ICG 造影検査の結果を元に，術後壊死に至ると予測される皮膚を一次的に切除した

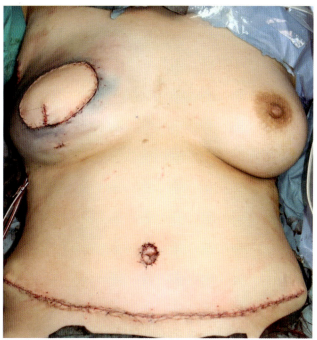
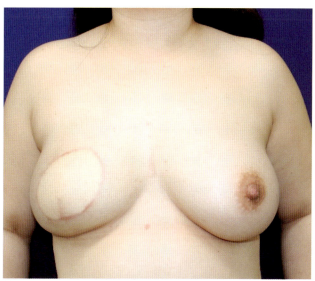

❺術直後：皮膚切除部には皮弁皮膚を露出した

❻術後 7 カ月

術中に判断するのが大事なんですね。
お腹の皮膚をたくさんとってきてるから，術中なら，それを使えますもんね。

ICG 造影検査は皮膚切除範囲決定に有用だね。
ただ，もう少し簡単に検査できる方法はないかな？

乳房皮膚の血行の悪い部分を，DIEP flap の皮膚で置き換えることで創治癒もスムーズになりますよね。モニター皮弁の大きさを健側乳輪の大きさに合わせるように purse-string suture したらどうだろうか。

第4章 症例で学ぶオンコプラスティックサージャリー

| 部位 | 右乳房 | 乳がん術式 | SSM+Ax | 再建(術式) | 一次一期自家組織再建 (S-GAP flap) | その他 | |

case 33 出産希望があり，突出して下垂のない乳房再建では，上殿部も皮弁採取部の選択肢に

若年者の乳房再建では，乳房インプラントを用いることが一般的であるが，自家組織では殿部も選択肢の1つになる。殿部の皮下脂肪は線維質に富んで比較的硬く，厚みがあるため，下垂がなくプロジェクションのしっかりした乳房再建のドナーに適している。ただ，殿部の皮膚は色素沈着の強い部位があったり，逆に白すぎたり，毛根が目立つことが多いので，乳房再建で皮膚の補充が不要なケースに適している。欧米ではS-GAP flapは，出産希望がある場合によく使用される皮弁の1つである。

28歳女性，右乳がん。浸潤がんに対して術前化学療法後に，SSMとAxが施行された。一次一期再建は，S-GAP flapを用いた。

▶治療方針と経過

乳がん手術がSSMで，将来的に乳頭乳輪再建の必要性があった。一次再建時に欠損部には，殿部の厚い皮膚を用いてモニタリング皮弁をおいた。術後は採取部の漿液腫が多いので，ドレーン抜去後は強めのガードルを3カ月着用させた。患者は1日中，デスクワークに従事しているが，傷痕が殿部上で，座ることはあまり支障にならない。

若く厚みがあり，張りのある乳房の再建は，お尻が最適！

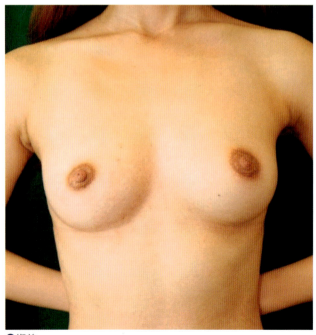
❶術前

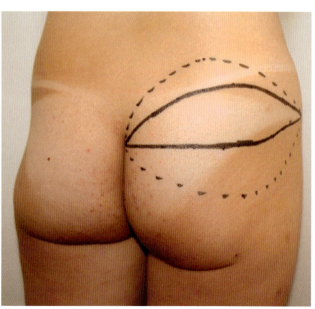
❷S-GAP flapの採取デザイン

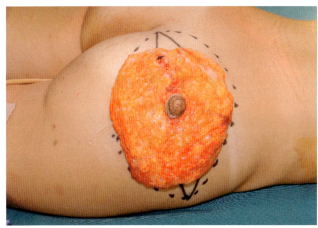

❸ デザインの修正：SSM が終わってから腹臥位にして，切除検体を採取部においてデザインの小修正を行い，なるべく無駄が生じないようにする

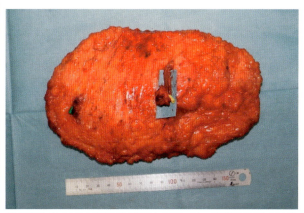

❹ 採取した皮弁：皮弁移植量は 350g で，血管柄の長さは約 5cm と短い。一次再建では，通常は外側胸動静脈，胸背動脈前鋸筋枝などに血管吻合している

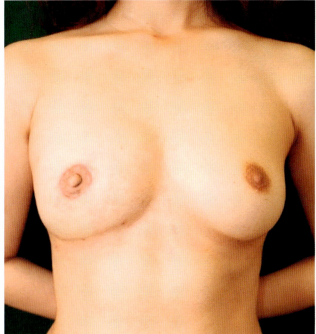

❺ 術後 1 年 6 カ月：乳頭乳輪再建を行った。皮島をあまり多く採らなければ，殿部のアンダーラインの変位は少ない

血管柄が短いのと体位が腹臥位という欠点はあるけれど，症例を選択すればいい方法だね。

日本ではあまり馴染みがないけど，厚みがあり硬い脂肪だから若い患者さんの乳房も再建しやすいよ！

きれいですね〜。でも，やってくれる施設はかなり限られそうですね…。お腹の脂肪はなくなると嬉しいから，万が一うまくいかなくても仕方ないと思えるけど，ここはうまくいかなかったら辛い…。絶対うまくやってね，という感じですね。

第 4 章　症例で学ぶオンコプラスティックサージャリー

| 部位 | 右乳房 | 乳がん術式 | Bp+SNB+RT → SSM+TE | 再建(術式) | 一次二期自家組織再建(S-GAP flap) | その他 | 局所再発 |

case 34 痩せ体型でスキニーでも，殿部にはしっかりとした厚い脂肪がある

自家組織再建希望の患者が「おなかに脂肪があります」と言っても，実際にはとても薄くてドナーにできないほど痩せている場合も多い。「太ってからもう一度来院して！」と医療者側からは言えない。大腿部や背部も同じように薄くても，殿部には人体でも最大厚の皮下脂肪がある。ここを利用しない手はない。

55歳女性。Bp+SNBと照射後の患者で，術後5年で局所再発した。前医にてSSMとTE挿入術が行われた。S-GAP flapにて再建した。

▶ 治療方針と経過

身長155cm，体重39kgの痩せ体型で，自家組織による再建を希望した。腹部の皮下脂肪は薄いため，DIEP flapだと両側血管柄で侵襲が強く手術時間も長くなる。広背筋皮弁も容量不足が予想された。殿部には厚みのある皮下脂肪があるため，S-GAP flapによる乳房再建を行った。皮弁移植量は204gで，手術時間は2回の体位変換を含めても7時間であった。術後1年6カ月で乳頭乳輪再建を行った。

採取部の漿液腫予防のため，ドレーン抜去後に強めのガードルを3カ月着用させた。

お腹や背中だけでなく，お尻の脂肪もチェックしてね。

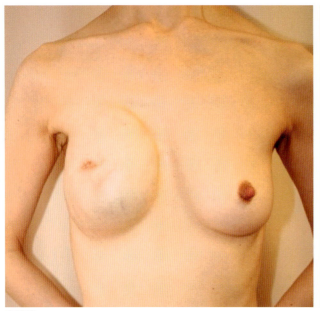
❶術前

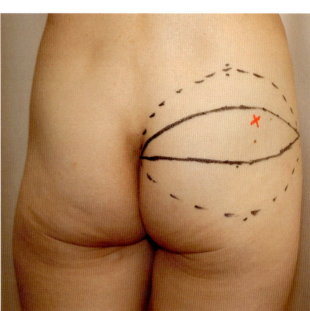
❷右S-GAP flapの採取デザイン：皮島は6.0×16.5cmで，上縁に3cm，下縁に5cmの脂肪弁を含めた

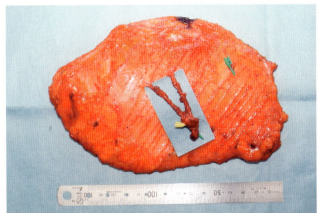

❸採取したS-GAP flap：血管柄は正中寄りにした方が，皮弁全体の血行のためにもよい

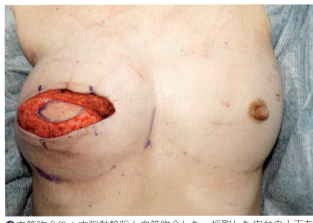

❹血管吻合後：内胸動静脈と血管吻合した。採取した皮弁の上下を反対にして，皮島のある厚い部分を乳房下極に配置した

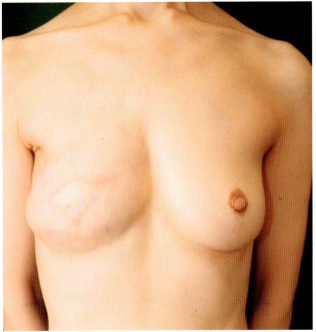

❺術後1年

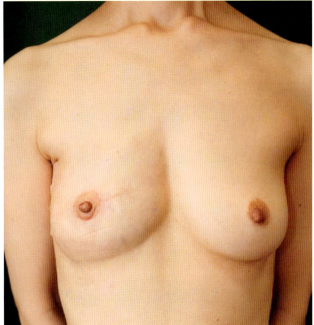

❻術後1年6カ月：乳頭乳輪再建を行った

腹部や背部は自家組織再建の代名詞だけど，殿部もいいよ！

確かにCTで確認すると上殿部の皮下脂肪は厚いね。

きれいですね〜。人によって脂肪のついてる場所，違うんですねぇ。

| 部位 | 右乳房 | 乳がん術式 | NSM+SNB | 再建（術式） | 一次一期自家組織再建（PMT flap） | その他 | |

case 35 出産希望のある若年者で，自家組織による小さな乳房再建では，大腿部も皮弁採取部の選択肢に

　出産希望のある若年者で，あまり乳房が大きくない患者の自家組織による再建は，これまでは広背筋皮弁が多く用いられてきたが，大腿部に厚みのある皮下脂肪を有する患者では，近位部の内側面〜後面から穿通枝皮弁を採取して再建することができる。大腿深動脈と内側大腿回旋動静脈の穿通枝皮弁である。大腿部の脂肪の性状は腹部に似ており，殿部や腰部など背側にある脂肪よりも軟らかい。皮膚は色素沈着があるため，皮膚の補填が必要な再建では使用しにくいが，乳頭乳輪再建では逆に有用である。

　37歳女性。術前化学療法後にNSM+SNBを行い，大腿深動脈の穿通枝皮弁による一次一期乳房再建術を施行した。

▶ 治療方針と経過

　右乳房の外側切開からNSM＋SNBを行い，同時に右大腿の近位部から皮弁を採取した。内胸動静脈の穿通枝と大腿深動脈の穿通枝を血管吻合したのちに，乳房マウンドの作成を行った。
　術後は歩行開始と同時に採取部のドレーン排液量も多くなるため，ガードルによる圧迫を行った。

大腿部は，授乳後で萎縮した小さな乳房の再建にも向いてます。

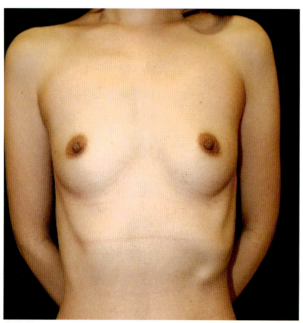

❶術前

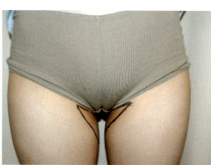
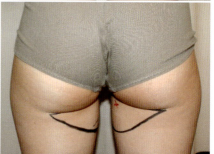

❷デザイン：両側大腿基部にデザインする。実際は右側のみを使用した

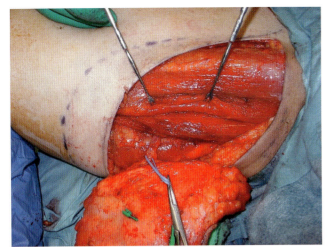

❸皮弁の挙上：大内転筋と半膜様筋間の穿通枝皮弁を挙上した

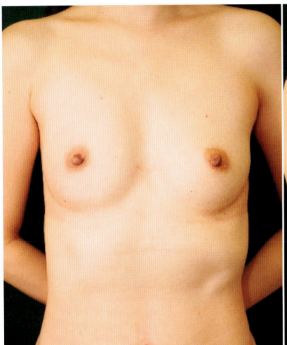
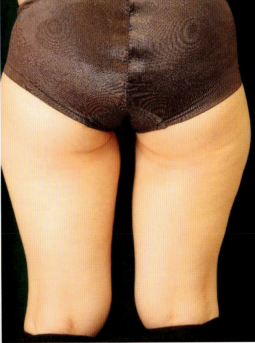

❹術後3年

大腿部は体位変換なしで，乳房切除と同時に皮弁採取ができる皮弁です。

確かに大腿内側の脂肪は柔らかく乳房再建に向いているね。症例を選べば良い再建方法だね。

文句のつけようがない美しさです。でも，どの施設でもやっているんですか？

限られた施設でしかできないと思います。でも，日本人で適応となる患者さんは多いと思うので，もっと普及すればいいなと思っています。

第4章　症例で学ぶオンコプラスティックサージャリー

| 部位 | 右乳房 | 乳がん術式 | Bt+SNB+TE | 再建(術式) | 一次二期自家組織再建(DIEP+SIEA flap) | その他 | 対側豊胸 |

case 36　乳房が小さい患者で下腹部皮弁で再建する場合，健側の豊胸も有用

小さな乳房の患者では，長年そのことを悩んでいたケースも多い。もし DIEP flap で乳房再建する場合，通常だと余った皮弁は破棄されることになる。この部分に浅下腹壁動静脈や浅腸骨回旋動静脈があれば，SIEA flap や SCIP flap として健側の豊胸術として使用することもできる。

44歳女性。乳房インプラントによる豊胸術の既往がある。右乳がんに対して前医で Bt+SNB+TE 挿入術を施行された。当院にて DIEP flap で再建し，健側は SIEA flap による豊胸術を施行した。

▶治療方針と経過

TE 抜去後に，右 DIEP flap ＋左 SIEA flap として皮弁を挙上した。DIEP flap の血管柄を右内胸動静脈と血管吻合した。その後，左 SIEA flap を DIEP flap の血管柄と吻合して血行再建した。左乳腺下からシリコンインプラントを抜去して，SIEA flap に置換して移植した。DIEP flap は右乳房皮下に移植した。

術後1年で，乳頭乳輪再建を施行した。

腹部皮弁の余った部分の再利用法の1つです。

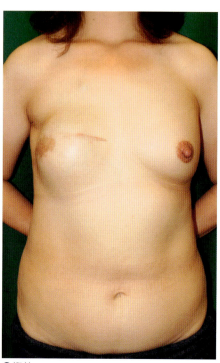
❶術前

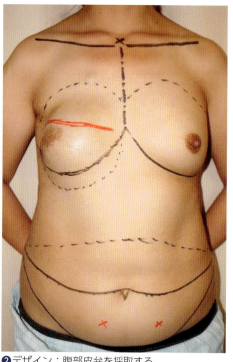
❷デザイン：腹部皮弁を採取する

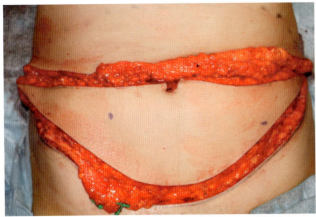
❸術中：右 DIEP flap と左 SIEA flap の連合皮弁として挙上した

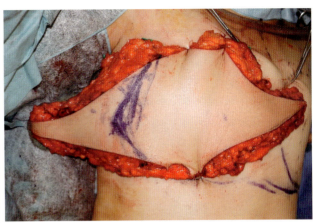
❹まず右 DIEP flap を右の内胸動静脈と血管吻合した

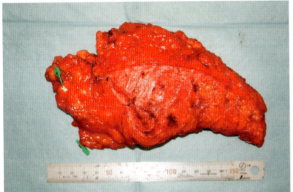
❺左 SIEA flap は，右深下腹壁動静脈の枝と血管吻合した

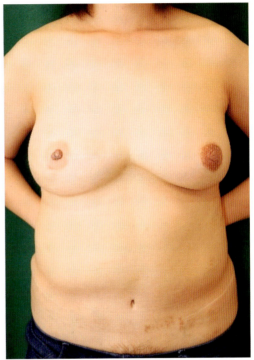
❻乳頭乳輪再建後 1 年

大きめに乳房再建して，健側の乳房も大きくして，長年のコンプレックスも解消です。

良いアイデアだね。ただ，胸の谷間が少し浅くなるのが欠点かな。

健側のマンモグラフィは撮っても問題ないですか？

はい。乳房の谷間が浅くなることがあるので，必要があれば脂肪吸引してます。また，健側は乳腺下に皮弁を入れてますので，マンモグラフィーは大丈夫です。

| 部位 | 両側乳房 | 乳がん術式 | 両側 NSM+SNB | 再建(術式) | 一次一期自家組織再建(DIEP, I-GAP flap) | その他 | 異時性両側乳がん |

case 37　腹部皮弁での再建後，対側異時乳がんの自家再建では，殿部が皮弁採取部の選択肢に

自家組織再建の希望の患者が DIEP flap など下腹部の皮弁で再建した後に対側異時乳がんとなり，再び全摘となることがある。その場合，何で再建するかは大きな関心事であり，さまざまな選択肢が考えられる。大きな皮弁が採取できる殿部もその1つである。

52歳女性。両側異時性乳がんに対し，右 NSM+SNB 後に DIEP flap による一次一期乳房再建術を施行した。術後3年に左乳がんとなり，NSM+SNB 後に左 I-GAP flap で再建した。

▶治療方針と経過

右乳房再建に DIEP flap を使用しており，左の異時性乳がんの再建にも自家組織を希望したため，I-GAP flap を選択した。

再建乳房の非対称を認めるが，修正は希望しなかった。

皮弁の選択肢が多いと，さまざまなケースに対応できる。

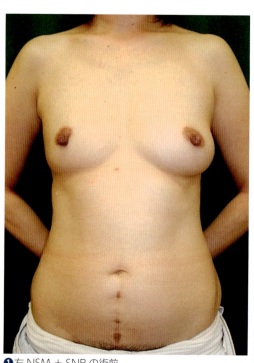
❶右 NSM + SNB の術前

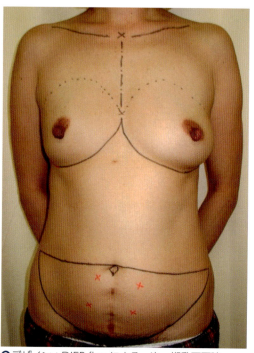
❷デザイン：DIEP flap による一次一期乳房再建

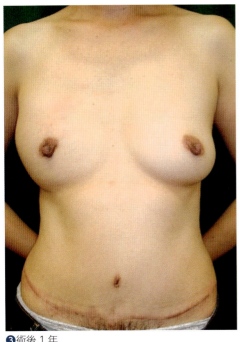
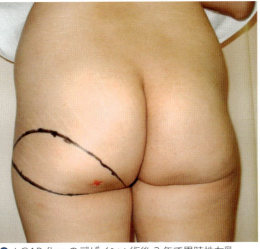

❹ I-GAP flap のデザイン：術後 3 年で異時性左乳がんとなり，NSM+SNB と一次再建を行った

❸術後 1 年

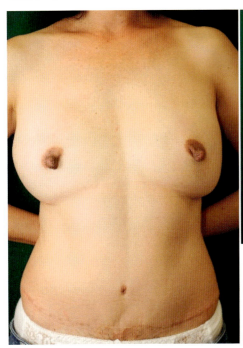
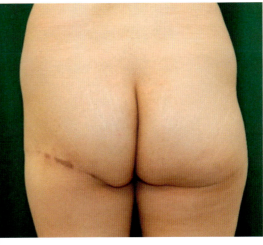

❺ I-GAP flap による左一次一期再建の術後 1 年

意外と異時性乳がん，多いんですよね。

異時性乳がんで DIEP flap を使用していた場合，殿部からの皮弁は良い選択肢だね。

殿部の下側から 1 つだけ皮弁を採取すると下殿溝が非対称となるので，上殿部からの方が変位が少ないよ。

第4章　症例で学ぶオンコプラスティックサージャリー

| 部位 | 左乳房 | 乳がん術式 | NSM+Ax | 再建（術式） | 一次一期自家組織再建（I-GAP flap × 2） | その他 | |

case 38 下腹部以外で大きな乳房を再建する場合，殿部下方から ×2

大きな乳房を自家組織で再建するなら下腹部が最も使いやすいが，将来の出産を計画しているなら，殿部の下方から皮弁を2つ採取して1つの大きな乳房を再建する方が，皮弁採取部の変形も少ないし，左右差も回避できる。

33歳女性。左乳がんに対して，術前化学療法後にNSM+Axが施行された。一次一期再建は，両側はI-GAP flapを用いた。

▶ 治療方針と経過

若年女性の大きな乳房で，100％自家組織再建を希望したため，大容量の組織量が供給できる殿部を選択した。

最初に仰臥位でNSM＋Axを行い，移植床血管を確認した後，腹臥位で両側I-GAP flapを採取した。皮弁採取部を閉創後，再び仰臥位に体位変換し，皮弁をそれぞれ縦置きにして，マイクロサージャリーを行った。手術は12時間を超えた。

漿液腫が多いのでドレーン抜去後，3カ月間強めのガードルを着用させた。

両側殿部からそれぞれに皮弁を採取すれば，大きな乳房の再建も可能。

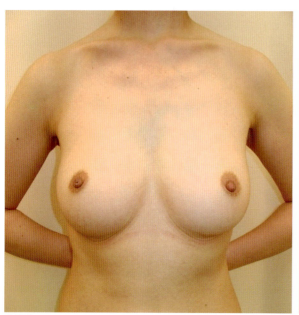
❶術前

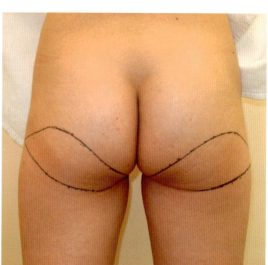
❷デザイン：両側殿部下方にI-GAP flapをデザインした

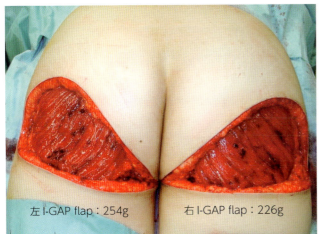

❸術中（乳房切除検体 484g）
左 I-GAP flap：254g　　右 I-GAP flap：226g

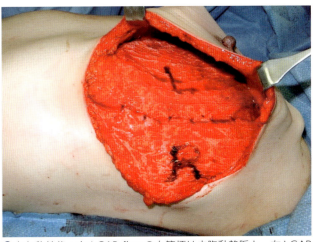

❹皮弁移植後：左 I-GAP flap の血管柄は内胸動静脈と，右 I-GAP flap は胸背動静脈前鋸筋枝と血行再建した

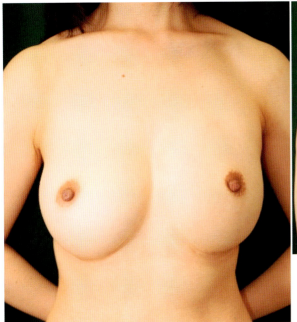

❺術後 3 年

仰臥位→腹臥位→仰臥位で平均 12 時間の手術。スタミナが必要な手術です。

乳房すごくきれい。でも，お尻の形も結構大事だから，究極の選択ですね。

自家組織再建としては究極の選択だね。すごくきれいな再建乳房だけど，皮弁採取部の変形と座位時の疼痛がないかが，どうしても気になるな。

そうですね。この症例では，採取部の変形や疼痛の訴えはなかったけど，皮弁は採りすぎない程度に採取して，不足する容量は脂肪注入で追加するのがよいかな，と思ってます。

| 部位 | 右乳房 | 乳がん術式 | NSM+SNB | 再建(術式) | 二次自家組織再建（脂肪注入） | その他 | |

case 39　脂肪注入のみで皮下乳腺全切除術後の再建を行う

皮膚不足のないNSM後は，脂肪注入による乳房再建の良い適応である．特に乳がん術後の状態が，皮下脂肪が比較的温存されている場合は，体外式乳房拡張器（Brava®）を併用することで，大容量の脂肪注入も安全に行うことができ，少ない手術回数で良好な形態を再建できる．

45歳女性，右乳がんに対し，NSMおよびSNBを施行され，自家組織での再建希望で当科を紹介された．
脂肪注入のみで再建を行った（乳輪下には真皮脂肪移植を行った）．

▶▶治療方針と経過

乳房の皮膚不足がなく，皮下脂肪が厚く温存されており，脂肪注入の良い適応と考えられた．術前に体外式乳房拡張器を1日10時間，1カ月間の装着を指示し，1回目は493ml，2回目は336mlの脂肪注入を行った．2回の手術で健側と同等の大きさの乳房を再建することができたが，乳輪周囲の皮下瘢痕が解除しきれなかったため，乳輪下に真皮脂肪移植を行った．
脂肪注入術後は，1カ月間，患側の肩運動の制限を指示し，術前と同様，体外式乳房拡張器を1カ月間装着させた．

脂肪が厚く残存しているNSMが良い適応！

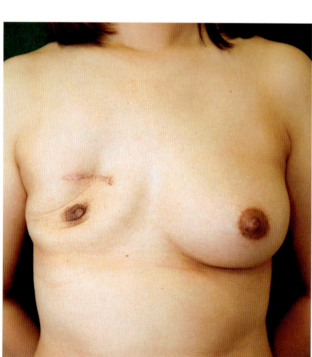

❶術前：皮下脂肪が厚く温存されている．乳輪周囲の皮下瘢痕は強い

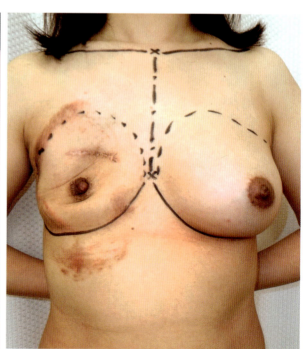

❷デザイン：体外式乳房拡張器により乳房皮膚が浮腫状に盛り上がっている．接触性皮膚炎を強く認める

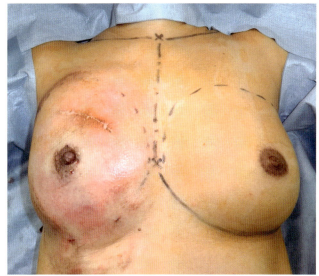
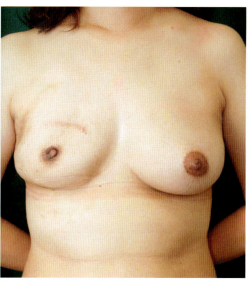

❸1回目の脂肪注入：大腿前面より脂肪吸引し，493mlの脂肪を注入した．乳輪部の皮下瘢痕に対し，18ゲージ針を用いて瘢痕切離を行った

❹1回目の脂肪注入後8カ月

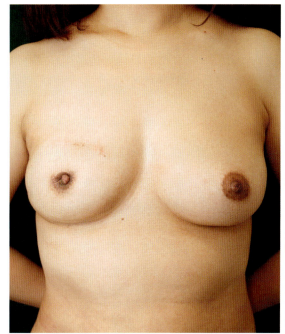
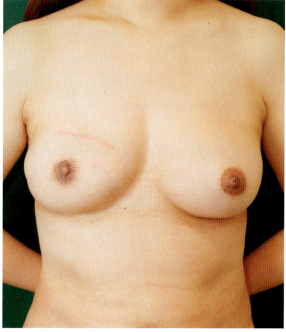

❺2回目の脂肪注入後1年2カ月：乳房形態は良好だが乳輪の瘢痕が目立つ

❻真皮脂肪移植後6カ月：乳輪の瘢痕が改善された

脂肪注入だけでここまで再建できるんですね〜．びっくりです．でも，この後，小さくなったりしないんですか？

脂肪注入の適応も広くなったね．ただ，脂肪がしっかり採取できる患者さん限定ですね．

きちんと注入できて，脂肪壊死がなければ1〜2年も経過すると乳房の大きさや形が落ち着いてくるよ．乳房の大きさは，特に体重の影響を受けやすいんだ．

太ると脂肪注入した乳房も大きくなるということなんですね．

第4章　症例で学ぶオンコプラスティックサージャリー

| 部位 | 右乳房 | 乳がん術式 | NSM+SNB | 再建（術式） | 二次自家組織再建（脂肪注入） | その他 | 真皮脂肪移植 |

case 40 脂肪注入による乳房再建は，回数と時間をかけて着実に進めていく！

脂肪注入だけで乳房再建を行う場合，欲張らないで，毎回適量の脂肪注入を行うことが大切である。過量の脂肪注入は脂肪壊死（硬結，囊腫，石灰化）の原因となり，治療の継続も難しくなる。時間と回数をかけて徐々に乳房を大きくしていくのが，結果的には一番の早道である。治療開始前に患者に，治療プロセスをよく説明しておくことが大切である。

56歳女性。前医で右乳がんに対しNSM+SNBが施行された。

術後1年以降，計3回の脂肪注入による乳房再建と，真皮脂肪移植による乳頭乳輪部の修正術を行った。

▶ 治療方針と経過

乳房の皮膚欠損がなく，皮下脂肪が厚く温存されていたため，脂肪注入で再建する方針とした。

術前術後に体外式乳房拡張器を1日10時間使用させた。

計3回の脂肪注入により乳房の大きさ・形態の改善が得られたが，乳頭乳輪部に凹み，しわが残存した。このため修正術として，真皮脂肪移植術を追加して行った。整容性のさらなる改善が得られた。

脂肪注入は，回数をかけて，ゆっくりと。

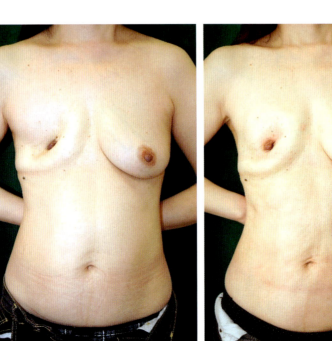

❶術前：NSM + SNBの術後の状態

❷1回目の脂肪注入後6カ月：318mlの脂肪注入を施行した。乳頭乳輪部の凹みの改善を認める

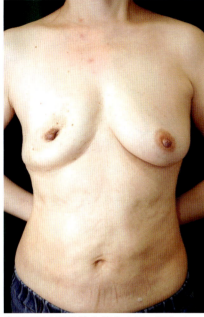 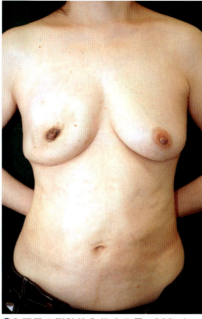 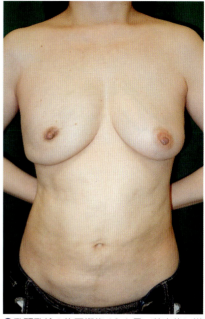

❸2回目の脂肪注入後6カ月：330mlの脂肪注入を行った。乳房下溝線がくっきりしてきた

❹3回目の脂肪注入後6カ月：320mlの脂肪注入を行った。乳房の形態と大きさはよいが，乳頭基部が凹み，しわが認められる

❻乳頭乳輪の修正術後12カ月：整容的に満足できる結果となった

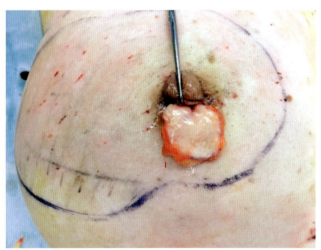

❺乳頭乳輪の修正術：大腿基部からの真皮脂肪移植による修正を行った

乳房の下垂感もきれいに出ていますね。

着実な結果を出すには，回数と時間をかけることが，最も大切です。

そうだね。一度に頑張って注入しようとすると組織内圧が上昇して脂肪壊死などの合併症を起こしやすいね。

| 部位 | 右乳房 | 乳がん術式 | Bt+SNB | 再建(術式) | 二次自家組織再建（脂肪注入） | その他 | |

case 41 全乳房切除術後でも脂肪注入で再建できる。ただし，適応の選択は重要

乳房全摘（Bt）後でも，皮膚がピンチ可能な程度に伸展性があり，皮下脂肪が比較的厚めに温存されていれば，体外式乳房拡張器を併用した脂肪注入で再建可能である。ただし皮膚切除量が多く，伸展性が悪い，皮下瘢痕が強い，などの移植床の条件が悪い症例では再建困難な場合もあるので，適応の選択は重要である。

49歳女性，右乳がんに対しBtおよびSNBを施行され，自家組織での再建希望で当科を紹介された。

▶治療方針と経過

乳房の皮膚切除量は不明であったが，皮膚の伸展性が良く，皮下脂肪が比較的温存されていたことから，脂肪注入で再建する方針とした。術前に体外式乳房拡張器を1日10時間，1カ月間の装着を指示し，1回目は456ml，2回目は295mlの脂肪注入を行った。2回の手術で健側と同等の大きさの乳房を再建することができた。約1年後に局所皮弁による乳頭再建を行い，皮下脂肪が厚くなっていることが確認できた。

脂肪注入術後は，1カ月間，患側の肩運動の制限を指示し，術前と同様，体外式乳房拡張器を1カ月間装着させた。

皮膚伸展性の有無をチェックするのが重要！

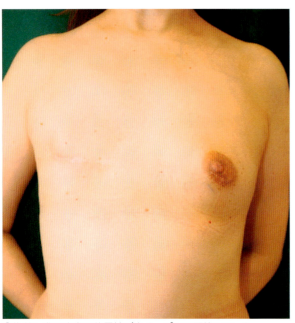
❶術前：乳房皮膚は伸展性が良く，ピンチ可能であった

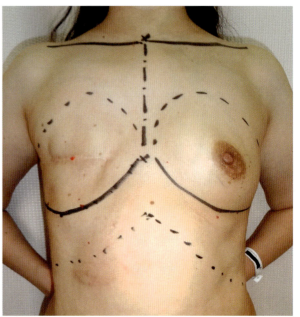
❷デザイン：Brava®による接触性皮膚炎は軽度であった

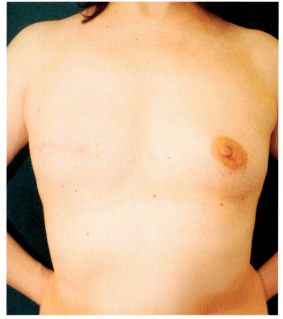
❸1回目の脂肪移植術後11カ月：1回目手術は腹部より脂肪吸引し，456mlの脂肪注入を行った。前回手術瘢痕の周囲は皮下瘢痕が強く，14ゲージ針で瘢痕切離を行った

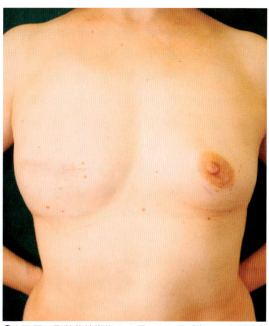
❹2回目の脂肪移植術後7カ月：2回目手術は，大腿前面より脂肪吸引し，295mlの脂肪注入を行った。皮下瘢痕の強い領域は14ゲージ針で瘢痕切離を再度行った

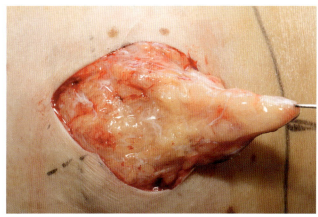
❺乳頭再建手術：2回目の脂肪移植手術より約1年後に局所皮弁による乳頭再建を行った。厚い皮下脂肪が確認できた

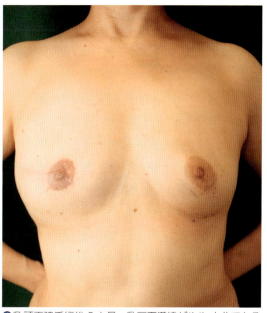
❻乳頭再建手術後9カ月：乳房下溝線がやや dull であるが，健側と同程度の大きさの，丸みのある乳房が再建できている

インプラントによる再建が困難な小さい乳房の人には，とっても良い方法ですね。

皮膚の伸展性が良くて比較的小さい乳房であれば，侵襲も少なくて良い治療法だね。

脂肪注入はこれから乳房再建の選択肢の1つになると思うけど，術前後の体外式乳房拡張器装着による接触性皮膚炎のケアや予防もとても大切で，それが患者さんにとっては負担に感じることも多いのです。

| 部位 | 右乳房 | 乳がん術式 | Bt+SNB | 再建(術式) | 二次自家組織再建(脂肪注入) | その他 | 対側縮小 |

case 42　大きく下垂した乳房も脂肪注入で再建できる。健側の乳房縮小術を併用する

大きく下垂した乳房でも，患側の移植床条件が良ければ，脂肪注入による再建は可能である。皮下脂肪が厚く温存されていれば，体外式乳房拡張器を併用することで，大容量の脂肪注入も安全に行うことができ，さらに健側乳房縮小術を併用することで，左右のバランスのとれた再建は可能である。

49歳女性，右乳がんに対しBtおよびSNBを施行された。自家組織での再建希望で当科を紹介された。

▶治療方針と経過

健側乳房は大きく下垂していたが，縮小希望もあり，また患側は皮下脂肪が非常に厚く温存されていたため，健側縮小術を併用すれば脂肪注入による再建は可能と考えた。術前に体外式乳房拡張器を1日10時間，1カ月間の装着を指示した。1回目は468ml，2回目は470mlの脂肪注入および健側縮小術，3回目に197mlの脂肪注入および再度健側縮小術を行った。術後は，1カ月間，患側の肩運動の制限を指示し，術前と同様，体外式乳房拡張器を1カ月間装着させた。左右バランスのとれた乳房を再建することができた。

乳房の大きさよりも移植床条件が大切！

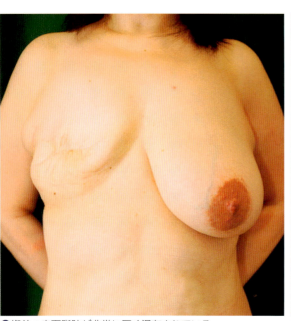
❶術前：皮下脂肪が非常に厚く温存されている

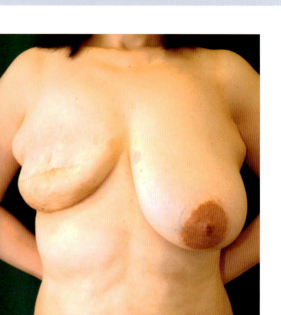
❷1回目の脂肪注入後6カ月：腹部より脂肪吸引し，468mlの脂肪を注入した。手術瘢痕部周囲は18ゲージ針を用いてrigottomyを行った

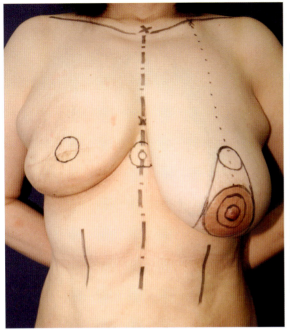

❸ 2回目の脂肪注入時のデザイン：同時に健側縮小術を行う

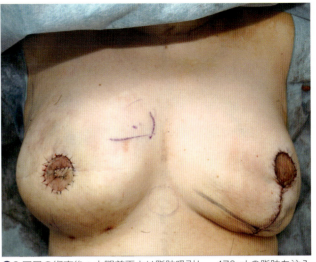

❹ 2回目の術直後：大腿前面より脂肪吸引し，470mlの脂肪を注入した．健側の余剰となった乳輪皮膚を移植し，患側の乳頭乳輪再建も行った

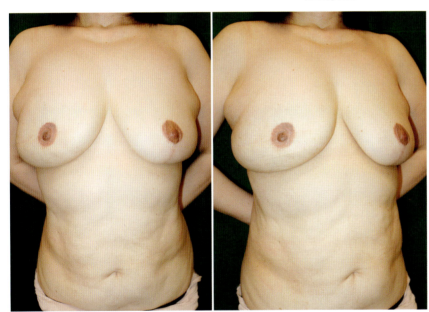

❺ 3回目の術後1年6カ月：3回目は腹部より脂肪吸引し，197mlの脂肪注入を行った．また，再度健側縮小術を行っている

こんな大きな乳房も脂肪注入だけで再建できるんですね！

移植床の状態が良ければ，大きな乳房も脂肪注入で再建可能だね．

ハイ！　脂肪があって乳房皮膚にゆとりがある患者さんは，痩せていて乳房が小さな患者さんよりも，脂肪の生着が良くて再建しやすいです！

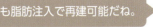

| 部位 | 左乳房 | 乳がん術式 | NSM+SNB | 再建（術式） | 二次自家組織再建（脂肪注入） | その他 | 対側豊胸 |

case 43　脂肪注入での乳房再建，健側の豊胸術も可能

もともとの乳房が小さい患者の自家組織再建は，これまでは広背筋皮弁や後内側大腿皮弁などが主流であった。皮弁採取の傷痕や長い手術時間，入院期間を望まない場合，脂肪注入も新たな選択肢となり得る。また，採取可能な脂肪が潤沢にある症例では，治療回数はかかるが本来の乳房よりも大きく再建して，健側乳房も大きくすることも可能である。脂肪注入による豊胸の際に，乳腺組織内に注入しないことが重要である。

49歳女性，左乳がんに対して前左NSM+SNBを施行した。術後1年に，左乳房への脂肪注入による乳房再建を行った。

さらに6カ月後に，両側乳房へ脂肪注入を行った（左は再建，健側である右は豊胸）。

▶治療方針と経過

乳房の皮膚不足がなく，皮下脂肪が厚く温存されていたため脂肪注入の良い適応と考えた。術前に体外式乳房拡張器を1日10時間，1カ月間装着するよう指示した。脂肪注入は1回目は患側に270ml行った。健側の豊胸希望があったため，2回目は患側に240ml，健側に162ml注入した。術後は1カ月間肩の運動制限を指示し，術前と同様，体外式乳房拡張器を1カ月間装着させた。健側は手術瘢痕がないため，1回の脂肪注入で満足のいく大きさとなった。

脂肪があれば乳房再建＋健側豊胸も選択肢に！

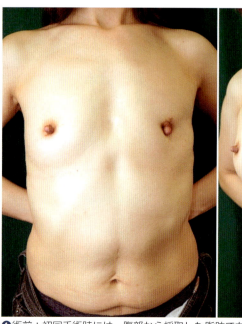
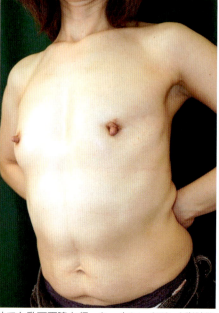

❶術前：初回手術時には，腹部から採取した脂肪で左乳房再建を行った。左に，270ml脂肪注入した。

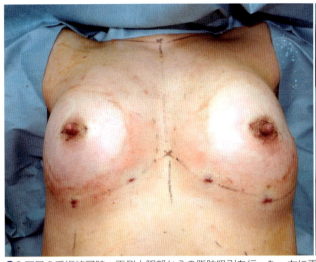 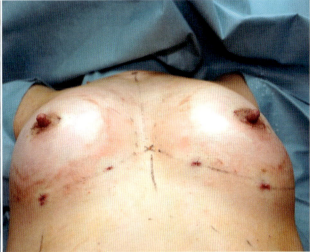

❷2回目の手術終了時：両側大腿部からの脂肪吸引を行った。左に再建目的で240ml，右に豊胸目的で162mlを注入した。

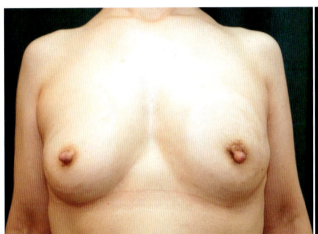 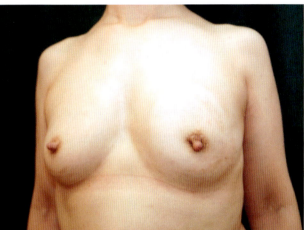

❸2回目の術後1年

脂肪注入による豊胸術も，乳がん患者さんの満足度を向上させるオプションです！

脂肪が充分に採取できる患者さんであれば，脂肪注入による豊胸術もQOLを向上させる選択肢の1つになるね。

手術前のサイズとは全然違いますね！時間が経っても小さくならないんですか？

脂肪注入後は徐々にボリュームが小さくなりますが，術後1年もすれば，大きさが落ち着いてきます。

| 部位 | 右乳房 | 乳がん術式 | SSM | 再建(術式) | 一次一期自家組織再建（広背筋皮弁）＋脂肪注入 | その他 | |

case 44 広背筋皮弁による再建後の容量不足には，脂肪注入が有効

広背筋皮弁の採取量には限度があり，十分量が充填できないことがある。また，広背筋皮弁充填後放射線治療を行うため徐々に筋体が萎縮して部分的な陥凹変形を残すことがある。そのような小陥凹変形に対しては，脂肪注入が有効である。

50歳女性，右乳がんに対してSSMを施行し，広背筋皮弁で再建した。
Star flapとtattooで乳頭乳輪再建を行った。

▶▶治療方針と経過

右乳がんに対してSSMが施行され，420gの乳腺組織が切除された。切除量が多かったので7×18cmの皮島を背部のしわの線に一致してデザインし，広背筋皮弁を挙上した。広背筋皮弁の皮弁重量は290gであり切除重量よりも軽かった。術後3年の状態は患側乳房の頭側に陥凹変形が認められた。そこで腹部から180mlの脂肪を採取し，遠心分離して精製した脂肪120mlを陥凹部に注入した。脂肪移植後1年では，陥凹変形は改善した。

広背筋皮弁による再建後の小陥凹変形に対しては広背筋内にしっかり脂肪注入ができるよ。

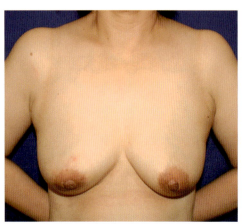

❶術前

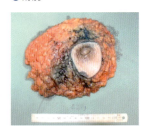

❷切除乳腺組織

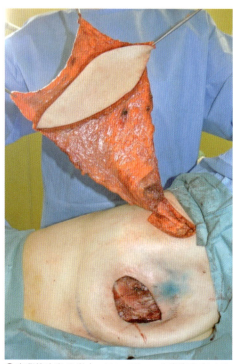

❸広背筋皮弁の挙上：7×18cmの皮島を有する

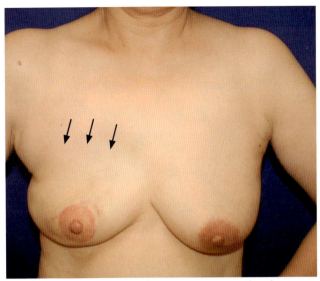

❹術後3年：患側乳房の頭側がかなり陥凹している（→）

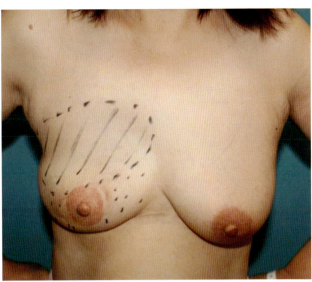

❺斜線部に脂肪注入を施行した

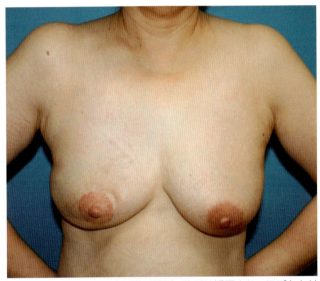

❻脂肪注入術後1年：患側乳房頭側の陥凹は矯正され，ほぼ左右対称となった

広背筋皮弁再建後の陥凹変形に脂肪注入は有効だよ。

脂肪注入は確かに再建後の修正には有用ですね。患者さんの身体的な負担も少ない修正法ですね。

確かに温存術後の変形に良い方法ですね！　ただ自費なんですよねぇ…。保健適用になるといいですね。

第4章　症例で学ぶオンコプラスティックサージャリー　179

| 部位 | 左乳房 | 乳がん術式 | NSM | 再建（術式） | 一次一期自家組織再建（DIEP flap）＋脂肪注入 | その他 |

case 45　DIEP flapによる再建後の組織不足に，脂肪注入は有効！

DIEP flapによる乳房再建後にvolume不足による再建乳房の変形や陥凹を来たすことはときどき経験する。その際の修正方法として脂肪注入は有効な方法である。下腹部の脂肪は皮弁として採取されているので使用できないが，側腹部のdog earの部や大腿内側から脂肪を採取して注入する。

58歳女性，左乳がんに対してNSMを施行した。
術後1年に再建乳房の組織不足の部位に脂肪注入術を行った。

▶治療方針と経過

左乳がんに対してNSMが施行され，DIEP flapにより一次的再建を行った。下腹部正中に術後瘢痕があり，片側の皮弁のみを使用した。
術後1年で再建乳房の尾側と頭側に組織不足を認めた。側腹部と大腿内側から脂肪吸引を行い，1,000rpm，3分間で遠心分離を行って180mlの脂肪細胞を得，目的とする部位に注入した。
術後5年で再建乳房の形態は改善した。

組織不足の部位に少量ずつ層を変えて脂肪注入を行うと生着率が向上するよ。

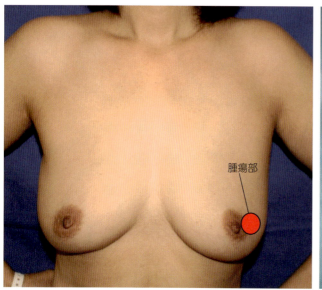
❶術前

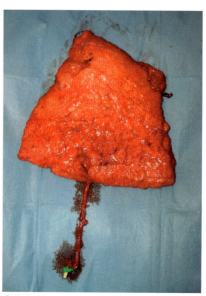
❷挙上したDIEP flap

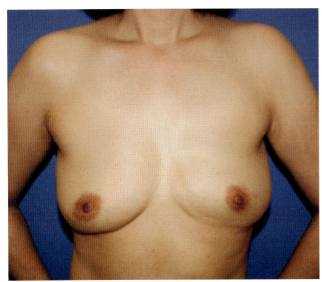

❸DIEP flap 移植後 1 年

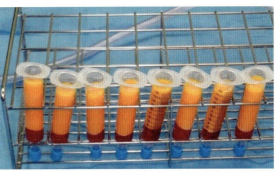

❹側腹部と大腿部から採取した脂肪を，遠心分離した状態

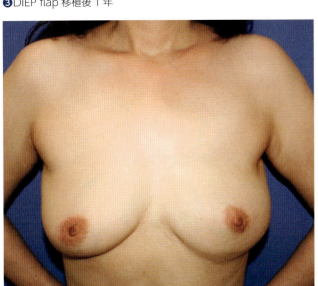

❻術後 5 年

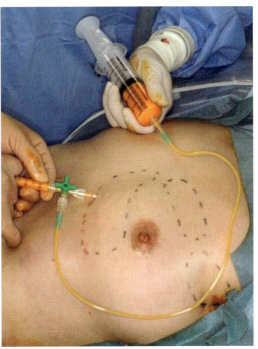

❺術中所見：陥凹部に脂肪注入を行っているところ

脂肪注入は有効だけど，脂肪採取に困ることもあるね。

DIEP flap で再建した患者さんの修正目的で脂肪注入する場合は，上腹部や大腿部内側から吸引するようにしています。

脂肪って，どれくらい採れるもんなんですか？

皮下脂肪の厚さにもよるけど，大腿内側の深層からは，手掌ひとつ分の大きさで，tumescent 液も含めてだけど約 200ml ぐらいは採れるかな。

第4章　症例で学ぶオンコプラスティックサージャリー

| 部位 | 両側乳房 | 乳がん術式 | 両側 NSM+SNB | 再建（術式） | 一次一期自家組織再建（DIEP flap）＋脂肪注入 | その他 | 漏斗胸 |

case 46　漏斗胸患者の乳房再建では，脂肪注入の併用も有効

漏斗胸の治療歴のない成人患者に対してNuss法を代表とする胸骨挙上術を適応することは，矯正も難しいうえ侵襲的である。遊離皮弁での乳房再建を行った後も変形の残る胸壁の陥凹部分に対しては，骨性胸郭の形態を変えることなく，低侵襲な方法で修正する手段として脂肪注入は有用である。

52歳女性。両側乳がんに対して両側NSM+SNBと，両側DIEP flapによる一次一期乳房再建術を施行した。漏斗胸の治療も希望され，脂肪注入による二次修正を3回行った。

▶治療方針と経過

未治療の漏斗胸の患者で，両側NSM+SNB後に，両側DIEP flapによる一次一期乳房再建を行ったが，胸壁陥凹と再建乳房の非対称が残った。

脂肪注入で修正する方針とし，体外式乳房拡張器を術前後4週間，1日8時間装着させた。大腿部から採取した脂肪を計3回注入した。

胸壁陥凹が修正され乳房もさらにサイズアップされたため，患者満足度も高かった。

脂肪注入を繰り返すことで，胸壁変形も修正できる。

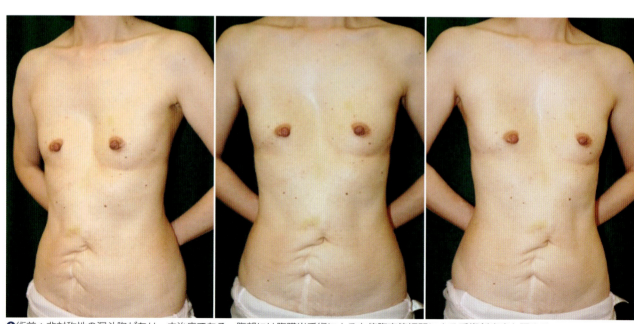

❶術前：非対称性の漏斗胸があり，未治療である。腹部には腹膜炎手術による右傍腹直筋切開による手術創瘢痕を認める

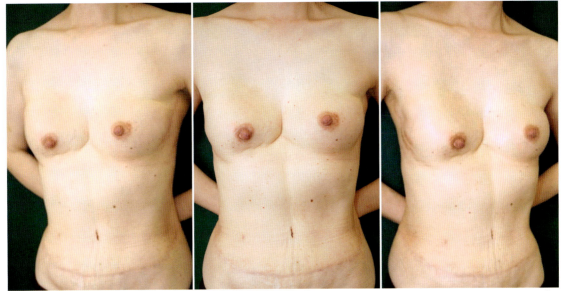

❷両側乳房ともNSM+SNBを施行して，DIEP flapによる一次一期乳房再建後12カ月：漏斗胸により右の胸壁陥凹が強いため，再建乳房の大きさ，形が非対称である。再建乳房の修正と漏斗胸の治療を希望した

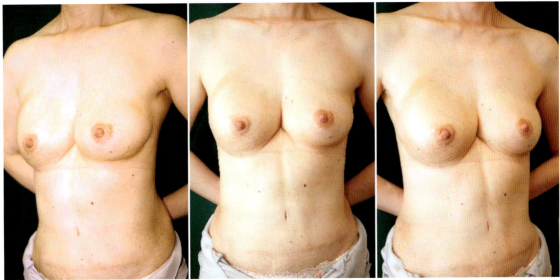

❸最終注入（3回目）後12カ月：1回目（270ml），2回目（240ml），3回目（162ml）の脂肪注入による修正を行った。漏斗胸の陥凹は目立たず，再建乳房も大きくなっている

成人の骨性胸郭の修正には，低侵襲な脂肪注入も適応になるよ。

大腿内側から脂肪を採取したのかな？ 脂肪をしっかり採取できるのであれば，漏斗胸や乳房低形成などの先天異常症の修正にも応用可能だね。

再建乳房，いい感じに大きくなっていますねぇ。これはDIEP flapの脂肪の中に脂肪を注入しているんですか？

大腿内側から脂肪吸引しました。脂肪注入は，乳房の皮下，DIEP flapの脂肪内，大胸筋内と下など，入れられる部分を最大限に利用しています。

| 部位 | 右乳房 | 乳がん術式 | NSM+SNB | 再建（術式） | 一次一期自家組織再建（I-GAP flap×2）+脂肪注入 | その他 | |

case 47 自家組織乳房再建後の severe な変形に対し，体外式乳房拡張器を併用して脂肪注入を行う

自家組織での再建後に，血管柄が短いなどの理由による皮弁のセッティング制限があった場合や，もともと選択した皮弁が小さかった，脂肪壊死，部分壊死などの理由により，局所的や全体的な volume 不足による，比較的 severe な変形を経験することがある。そのような場合，体外式乳房拡張器を併用した脂肪注入が修正に有用である。

29歳女性，右乳がんに対しNSM＋SNBおよび両側I-GAP flapによる一次一期再建を施行した。術後，健側と比較して全体的な容量不足を認めた。

▶治療方針と経過

両側 I-GAP flap は，妊娠出産希望があり，大きくプロジェクションのある乳房に適しているが，それでも健側と比較すると全体的な容量不足を認めた。健側と同等の大きさの乳房を希望したため，脂肪注入で修正する方針とした。術前後に体外式乳房拡張器を1日10時間，1カ月間の装着を指示し，1回目は156ml，2回目は300ml，3回目は172mlの脂肪移植術を行った。本人の満足のいく結果を得ることができた。

脂肪注入後は，1カ月間，患側の肩運動の制限を指示した。

> 脱上皮した真皮は，乳房形態の復元の制限となる！

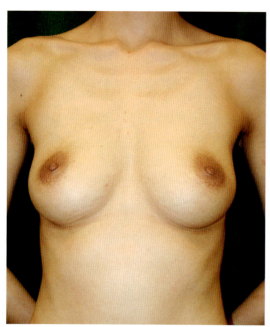

❶術前：痩せ型で，乳房は大きくプロジェクションのある形態である

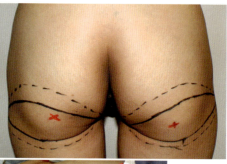
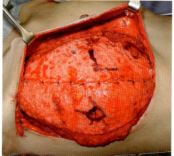

❷一次一期再建手術：NSMおよび両側I-GAP flapでの再建を行った。移植した皮弁総重量は280gであった

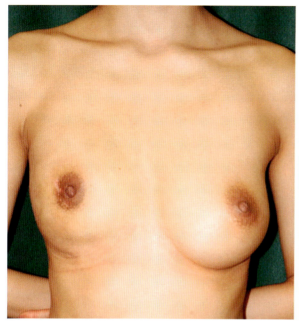

❸術後5カ月:再建乳房の全体的な容量不足を認めた

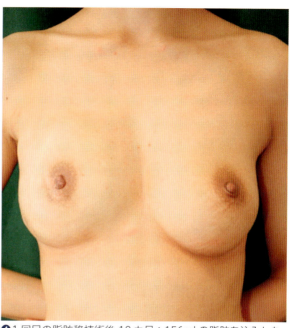

❹1回目の脂肪移植術後10カ月:156mlの脂肪を注入した。皮弁は良い移植床となるが,脱上皮した真皮が丸みのある乳房形態や大きさの復元の制限となった

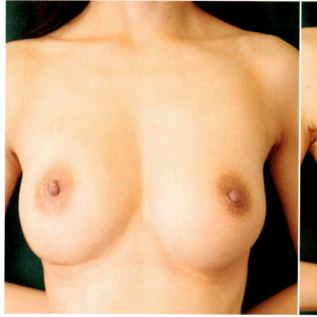

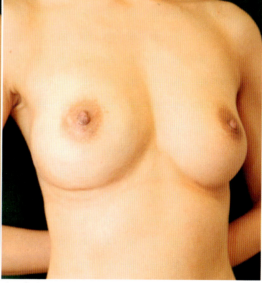

❺3回目の脂肪注入後1年8カ月:2回目300ml,3回目172mlの脂肪注入を行った。脱上皮した真皮に対し,rigottomyを行った

再建後のボリューム不足に対して,脂肪移植は本当に有力な手技となるね。

きれいになってよかった! でも,対側が乳がんになったらどうするんだろう……。

対側が異時性乳がんになったらとても難しいね。
まずはインプラントで再建しておいて,出産後にDIEP flapかな?

| 部位 | 皮弁採取部 | 乳がん術式 | 2例 NSM+SNB ／ NSM+SNB | 再建(術式) | 脂肪注入 | その他 | |

case 48 皮弁採取後のしわや陥凹変形にも，脂肪注入が有用

皮弁や筋皮弁での再建では，変形や機能的な障害を残さないように，できる限り採取部への侵襲は少なくしたいものである。しかし脂肪織を採りすぎたり，創縁壊死，長引く漿液腫のあとには，変形，しわ，皮下の拘縮が残ることもある。そのような場合には，脂肪注入による修正が有用である。

皮弁採取後の陥凹変形で，皮下組織や筋体が下床に残っていれば，脂肪注入で残存する軟部組織の厚さを改善させたりすることも可能である。漿液腫が生じやすい採取部（背部，腰部，殿部など）では硬い瘢痕が残り，つっぱり感を訴えることもあるが，瘢痕を解除しながら脂肪注入を追加することで，柔らかさと厚さの回復が期待できる。

case 39-1：38歳女性，S-GAP flap採取後の創縁壊死，陥凹変形の修正を希望した（❶～❸）。
case 39-2：56歳女性，他院での広背筋弁による乳房再建後，採取部のしわの修正を希望した（❹～❻）。
両症例とも脂肪注入にて修正した。

▶ 治療方針と経過

case 39-1：両側S-GAP flap採取後の陥凹変形に対し，左138ml右132mlの脂肪注入による修正を行った。また左上殿部の瘢痕形成術を行った。

case 39-2：広背筋弁採取後の陥凹変形に対し，186mlの脂肪注入による修正を行った。皮下の拘縮に伴う異和感が改善された。

皮弁採取部の変形は，脂肪注入で修正しよう。

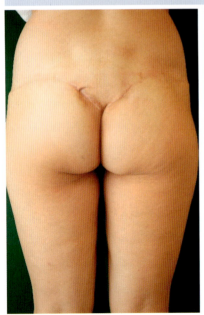
❶術前：左上殿部の瘢痕，両殿部の陥凹が目立つ

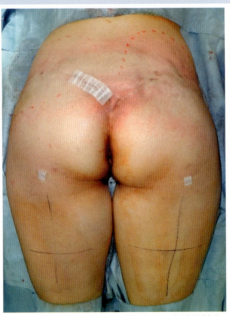
❷術中：両側の皮下，大殿筋表層に脂肪移植を行った

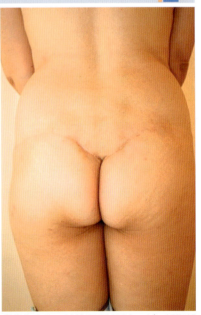
❸術後2年：線状瘢痕は目立つが，採取部の陥凹変形は目立たなくなった

case 39-1

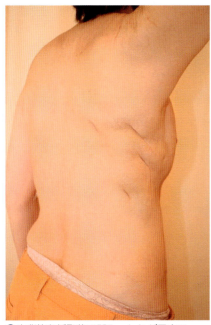 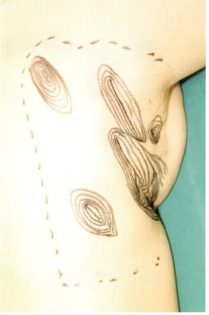 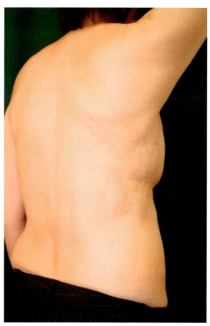

❹広背筋弁採取後の凹み，しわが目立つ

❺デザイン：しわ，凹みの目立つ部位に脂肪注入を行った

❻術後 3 年
深いしわはほとんど目立たなくなった

case 39-2

 脂肪注入は体表面のあらゆる陥凹変形に有効だね。

 脂肪注入の用途は広いね。でもその前に皮弁の採りすぎに気をつけなきゃね。

 採取部の変形もやっぱり気になるところですねぇ…。採取部を選んでもらう時に，傷ができることだけじゃなく，変形についての説明も必要ですね。

 そうですね。変形が残らない程度に皮弁を採って，後で再建乳房を修正する方がいいと，今は考えているよ。

 脂肪注入できれいになるのはいいんですが，脂肪注入に使用する脂肪ってどれくらいまで採れるんですか？

 注入用の脂肪は皮弁採取部とは別部位で，大腿部とかが多いかも。広範囲から少量ずつ採取します。ピンチすると厚さがわかるので，薄くなりすぎない程度に吸引します。

| 部位 | 左EC領域 | 乳がん術式 | SSM+SNB+TE | 再建(術式) | 一次二期自家組織再建(DIEP flap) | その他 | 一部脂肪壊死 |

case 49　下垂が強いと自家組織再建が勧められる。しかし、合併症を起こすと整容性は不良となり頻回の修正術が必要

日本人女性は対側乳房の挙上術を希望しないことが多く，下垂が強い乳房での左右対称を目指すと自家組織再建になる。しかし，大きな下垂乳房の再建は小さな乳房より脂肪壊死や漿液腫などの合併症を来たすリスクが高く，合併症を来たすと頻回の処置が必要となったり，整容性不良となる。

50歳女性，喫煙歴（－）。左乳がん（EC領域　pTisN0M0 stage 0）に対し，SSM+SNB+TE再建を施行した。

▶ 治療方針と経過

　一次二期再建を希望したため，まず当院でSSM＋SNB＋V-Loc®による新たなIMF（neo-IMF）作成＋TE再建を行い，二期手術は他院へ紹介した。乳がん手術後7カ月にDIEP flapによる乳房再建を施行されたが，術後腹部中央創縁壊死および皮弁頭側の漿液腫が出現し，圧迫・排液を繰り返した。いったん軽快したが，再建術後6カ月に漿液腫が再発したため，再建術後7カ月の乳頭再建時に漿液腫・硬結切除および腹部瘢痕切除を施行された。

大きな下垂乳房の自家組織再建。合併症のリスクも高いです。

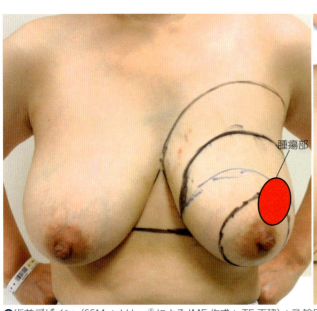
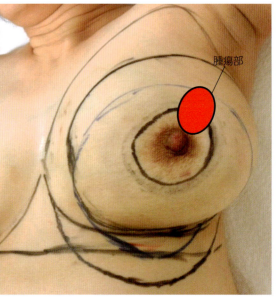

❶術前デザイン（SSM＋V-Loc®によるIMF作成＋TE再建）：乳輪周囲の皮膚切開線，立位で正中にマークしたIMFの高さを臥位で水平に伸ばした線（TE挿入位置の下縁），V-Loc®で頭側に引き上げてneo-IMFとするラインをマーキングする

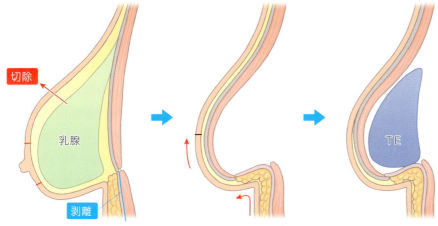

❷SSM + V-Loc® による neo-IMF 作成 + TE 再建のイメージ

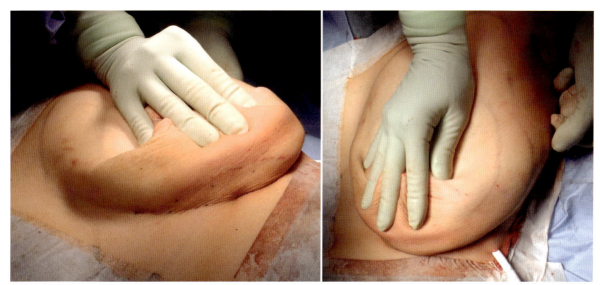

❸術中所見：V-Loc® を皮下にかけて，neo-IMF を作成する

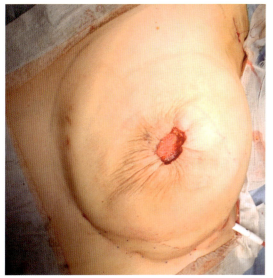

❹閉創前に創を縫縮する

第4章　症例で学ぶオンコプラスティックサージャリー | 189

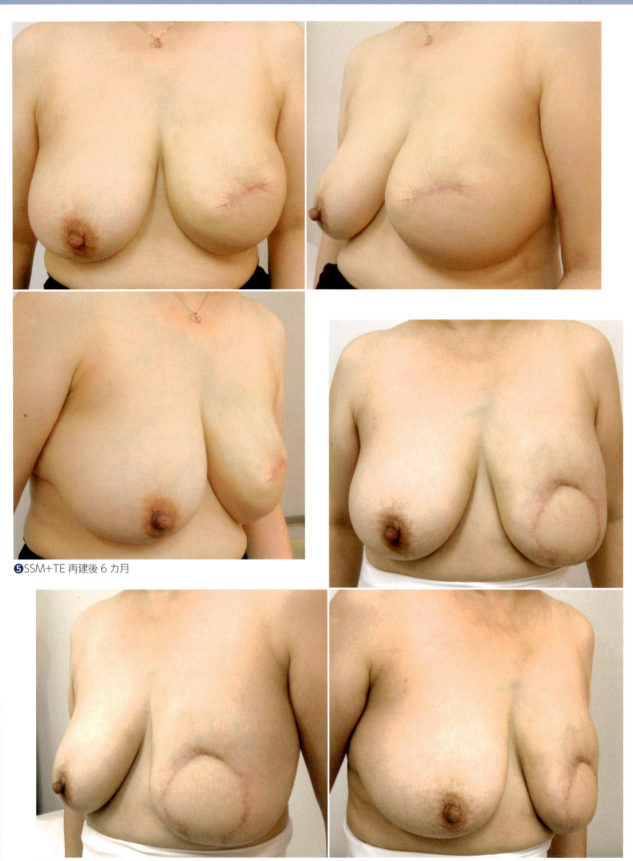

❺ SSM+TE 再建後 6 カ月

❻ DIEP flap による乳房再建後 6 カ月
再建後，皮弁頭側に漿液腫が発生した。保存的治療（圧迫・排液）を行った。TE 再建後より整容性が低下した

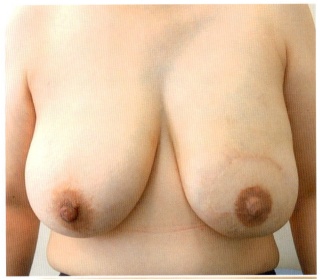

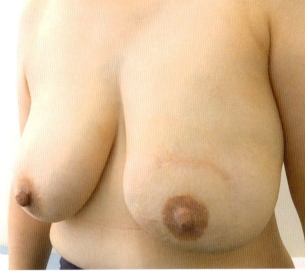
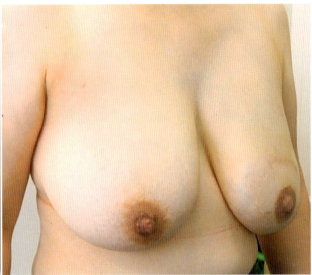

❼ DIEP flap による再建術後 1 年 9 カ月
再発した漿液腫・硬結を切除し，乳房頭側の減量手術と乳頭の再建を行った。その後，刺青を行い再建を終了した

 修正が入ってだいぶよくなったけど…。自家組織再建は，やっぱり大変…。

 これだけの下垂乳房は自家組織でないと再建できないね。でも本当は健側乳房縮小術をして良好な形態の乳房再建をしたいな。

 せっかく TE を入れているのに，DIEP flap で再建後にこんなに大きなパッチワークができてしまうと，乳頭乳輪再建や修正が難しくなるよね。再建側の皮膚が十分に残っていたので，小さなモニタリングフラップでよかったね。

| 部位 | 右A・C領域（多発） | 乳がん術式 | SSM+SNB+TE | 再建（術式） | 一次二期自家組織再建（DIEP flap） | その他 | |

case 50　自家組織再建は侵襲が大きいぶん，期待が大きくなりがち…

自家組織再建は人工物再建より侵襲が大きいぶん，人工物再建より左右対称で自然な形の乳房ができると，患者も乳腺外科医も考えている。期待が大きすぎると，左右対称とならなかった時の失望感は大きい。

45歳女性，右多発乳がん（A領域 pT1cN0M0 stage I，C領域 pTisN0M0 stage 0）に対し，SSM+SNB+TE 再建を施行した。

▶ 治療方針と経過

腫瘍が皮膚に近接しており，腫瘍直上とNACを切除する皮膚切開でSSM+SNB+TE再建を施行した。TE（コーケン社製）を使用したため，IMFよりかなり尾側にTEを留置した。術後は手術創の治癒遅延を認めたが，保存的治療で軽快した。術後6カ月で，二期手術目的で他院へ紹介した。乳がん手術後8カ月にDIEP flapによる乳房再建を施行されたが，IMFが対側よりかなり低く，乳房サイズも大きかった。その後，局所皮弁による乳頭形成，刺青による乳輪再建を行ったが，乳房再建後4年でIMFは低く，乳房サイズも大きいままである。

自家組織再建，期待しすぎは禁物

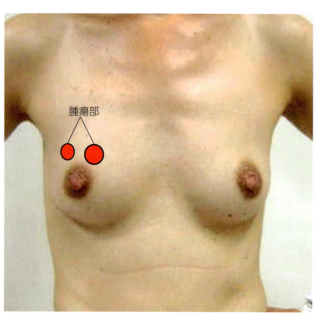

❶術前

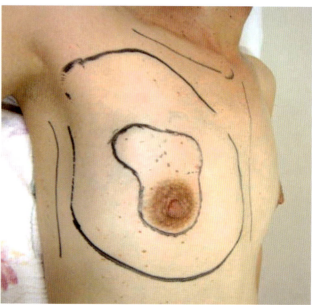

❷皮膚切開デザイン：腫瘍直上皮膚とNACを切除するようにマーキングする

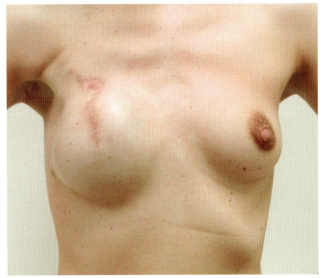
❸SSM+TE再建後8カ月：TEを使用したため，IMFよりかなり尾側にTEを留置した

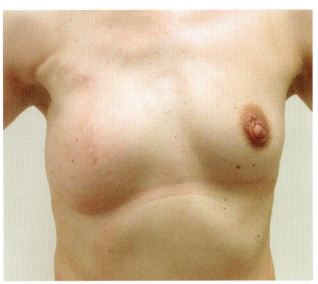
❹DIEP flapによる再建術後2年：尾側の位置は修正されておらず，サイズも大きい

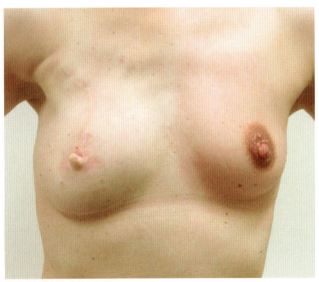
❺乳頭再建後8カ月

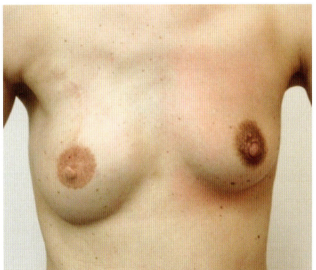
❻DIEP再建術後4年：再建乳房のサイズは少し小さくなったが，位置も尾側に変位したまま

すべての乳腺外科医がきれいな乳房温存手術ができるわけではないのと同じで，すべての形成外科医がきれいな乳房を作ってくれるわけではない…。

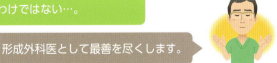
形成外科医として最善を尽くします。

乳房の大きさと形をそろえるように修正してから，乳頭乳輪を再建すべきだよね。こうなると修正も難しくなってしまいます。

執筆者一覧

【編　著】

矢野 健二
大阪大学医学部形成外科

小川 朋子
三重大学医学部乳腺センター・乳腺外科

佐武 利彦
横浜市立大学附属市民総合医療センター形成外科

【編集協力・執筆】
(五十音順・敬称略)

冨田 興一　　大阪大学医学部形成外科
野呂　綾　　三重大学医学部乳腺センター・乳腺外科
武藤 真由　　横浜市立大学附属市民総合医療センター形成外科

【執　筆】
(五十音順・敬称略)

黄　聖琥　　KO CLINIC for Antiaging 形成外科
志茂　新　　聖マリアンナ医科大学乳腺・内分泌外科
菅原　順　　JUN CLINIC形成外科
成井 一隆　　横浜市立大学附属市民総合医療センター乳腺甲状腺外科

編著者紹介

矢野 健二（やの けんじ）
大阪大学医学部形成外科招へい教授

　昭和59年高知医科大学医学部卒業後，香川医科大学形成外科助手，国立呉病院形成外科医長，大阪大学大学院医学系研究科乳房再生医学寄附講座教授などを経て現職。日本マイクロサージャリー学会評議員，日本乳癌学会評議員，日本乳房オンコプラスティックサージャリー学会理事などを歴任。

　著書に「乳癌術後一期的乳房再建術」（矢野健二著，克誠堂出版），「乳房・乳頭の再建と整容　最近の進歩」（矢野健二編，克誠堂出版），「乳房オンコプラスティックサージャリー」（矢野健二・小川朋子編，克誠堂出版）など多数。

小川 朋子（おがわ ともこ）
三重大学医学部附属病院乳腺センター教授
三重大学大学院医学系研究科病態修復講座乳腺外科学分野教授

　平成元年三重大学医学部卒業後，山田赤十字病院外科副部長，三重大学医学部肝胆膵・乳腺外科講師，亀田メディカルセンター乳腺センター部長代理などを経て現職。日本乳癌学会評議員，日本乳房オンコプラスティックサージャリー学会理事などを歴任。

　『乳房温存手術におけるoncoplastic surgery －広範乳腺脂肪弁による乳房形成術－』で第6回『乳癌の臨床』優秀賞受賞。著書に「乳房オンコプラスティックサージャリー」（矢野健二・小川朋子編，克誠堂出版）ほか，共著も多数。

佐武 利彦（さたけ　としひこ）
横浜市立大学附属市民総合医療センター形成外科　部長・准教授

　平成元年久留米大学医学部卒業後，東京女子医科大学形成外科研修医，東京女子医科大学第二病院形成外科助手，川口市立医療センター外科，横浜市立大学附属病院形成外科を経て現職。日本形成外科学会評議員，日本乳房オンコプラスティックサージャリー学会理事などを歴任。

　著書に「乳がんを美しく治す」（佐武利彦著，扶桑社），「マンガと図解でよくわかる！乳房再建のすべて」（佐武利彦監修，講談社）ほか，共著も多数。

索　引

和文

【あ】
新しい IMF ……………………… 17
安静 ……………………………… 70

【い】
萎縮量の計測 …………………… 26
移植床血管 ……………………… 44
移植床の再活性化 ……………… 80
移植床の肥沃化 ………………… 80
一次再建 ……… 24, 25, 27, 30, 33

【え】
エアウォール：skinix® ………… 69
遠心分離 ………………………… 62
遠心分離器 ……………………… 57

【お】
オイルシスト ……………… 52, 70, 71
オンコプラスティックサージャリー
 ………………………………… 2, 12

【か】
下殿溝 …………………………… 59
カニューラサイザー …………… 56
カニューレ ………………… 56, 58
陥凹 ……………………………… 34
陥凹変形 ……………… 35, 36, 37, 43
間質血管細胞群 …………… 53, 57, 80
感染 ………………………… 70, 71

【き】
気胸 ………………………… 70, 71
胸骨正中線 ……………………… 59
季肋部 …………………………… 59
禁煙 ……………………………… 54
筋体損傷 ………………………… 70

【け】
血腫 ……………………………… 70
腱画 ……………………………… 59
健側乳頭半切移植＋tattoo ……… 45
健側の追加手術 ………………… 29

【こ】
硬結 ………………………… 52, 71
広背筋皮弁 ……… 25, 27, 33, 42, 73
コレクタービン ………………… 56
根治性 …………………………… 2, 11

【さ】
再活性化 ………………………… 53
再建を行わない乳房切除 ……… 14
鎖骨下線 ………………………… 59
鎖骨下への注入 ………………… 65
三次元画像診断装置 …………… 55

【し】
自家組織 ……… 25, 27, 30, 33, 36,
　　39, 41, 42, 44
色素沈着 ………………………… 70
脂肪壊死 ………………………… 71
脂肪幹細胞 ……………………… 57
脂肪吸引 ………………………… 59
脂肪吸引器 ……………………… 56
─────に必要な機器 ……… 56
─────のデザイン ………… 60
脂肪吸引・脂肪注入の術前準備 59
──────────の体位 … 59
──────────の麻酔 … 59
脂肪採取 ………………………… 61
脂肪組織由来幹細胞 …………… 83
脂肪注入 …………………… 52, 59, 63
─────：一次再建 ………… 84
─────：内視鏡手術の併用 … 85
─────：乳房温存療法後の再建 82
─────：全乳房切除術後の再建 78
─────に必要な機器 ……… 58
─────の合併症 …………… 70
─────の基本とコツ ……… 85
─────の効果 ……………… 53
─────の術後管理 ………… 70
─────の治療回数の予測 … 55
─────の治療間隔 ………… 57
─────の治療計画 ………… 55
─────の適応 …… 52, 54, 78, 82
─────のデザイン ………… 64
─────の非適応 …………… 54
脂肪注入量 ………………… 52, 83
─────のプランニング …… 55
脂肪の精製 ………………… 57, 62
─────に必要な機器 ……… 57
脂肪への置換 …………………… 79
脂肪由来再生幹細胞 ……… 53, 80

【す】
手術機器 ………………………… 54
術式によるメリット・デメリット
 …………………………………… 14
術前管理 ………………………… 54
術前プランニング ……………… 54
手動式遠心分離器 ……………… 57
腫瘍 ……………………………… 22
腫瘍切除術 ……………………… 25
漿液腫 …………………………… 70
シリンジ ………………………… 58
真皮脂肪移植 …………………… 77

【す】
スキンケア ……………………… 68
スキンフック …………………… 65
スキンプロテクター …………… 56
スキンプロテクター装着 ……… 59
スタンド ………………………… 56

【せ】
清潔操作 ………………………… 59
生着率 ……………………… 52, 55
石灰化 ……………………… 70, 71
接触性皮膚炎 …………………… 69
前鋸筋 …………………………… 84
全摘 ……………………………… 2
全摘再建 ………………………… 14
全乳房再建 ……………………… 52
全乳房切除術
 ……… 2, 4, 8, 11, 33, 54, 65, 74
全乳房切除術後 …………… 42, 78

【そ】
側胸部の皮膚・皮下組織の利用 … 18
鼠径部 …………………………… 59
組織内圧 ………………………… 66

【た】
体外式乳房拡張器 ……… 52, 67, 84
大胸筋下 …………………… 63, 82
大胸筋内 …………………… 63, 82
大胸筋の運動 …………………… 76
体重の管理 ……………………… 55
大腿部 …………………………… 59
縦切開 …………………………… 12

【ち】
知覚鈍麻 ………………………… 70

注入する層……………………82
注入部位………………………65
直上皮膚切除…………………12
【つ】
追加手術………………………34
【て】
定型的乳房切除術……………44
電動式遠心分離器……………57
【と】
透過性フィルムドレッシング……69
頭側変位…………………36, 39
橙皮様（サイン）…………66, 83
ドーム………………………67, 68
ドナー部の圧迫固定…………70
───の合併症………………71
【に】
二次再建……24, 36, 39, 41, 42, 44
乳腺部分切除術………………25
乳帯……………………………70
乳頭温存乳房切除術…… 2, 11, 27, 30, 39, 41, 54, 65, 74, 75
乳頭乳輪再建…………………45
───切除創…………………32
───の工夫…………………77
───の頭側変位……………29
───複合体……………… 8, 11
───部の瘢痕………………76
───変位の矯正……………40
乳房インプラント
……28, 31, 34, 39, 41, 42, 72, 79
──────────の選択………41
乳房円状部分切除術…………25
乳房温存手術………………14, 36
乳房下溝線…………………4, 59
乳房下部の局面形成…………18
乳房再建用TE………………27
乳房上縁線……………………59
乳房扇状部分切除術…………25
乳房全摘＋自家組織再建……14
乳房全摘＋人工物再建………14
乳房の組織量…………………26
乳房部分切除…………………36

【は】
肺塞栓…………………………70
パッチワーク変形… 30, 33, 34, 37
針生検…………………………2
瘢痕解除………………………76
ハンドポンプ…………………68
ハンドル………………………56
【ひ】
皮下硬結………………………70
皮下脂肪………………………82
皮下脂肪層……………………65
皮下出血斑……………………70
皮下瘢痕の解除法……………66
膝上……………………………59
皮膚壊死………………………34
皮膚温存乳房切除術：SSM
……………………8, 54, 75
皮膚弛緩………………………70
皮膚切開の工夫…………… 4, 16
皮膚穿孔………………………70
皮膚の伸展法…………………66
皮膚縫合の手順………………7
皮膚面の凹凸不整……………70
皮弁……………………………72
──の露出……………………42
ヒルドイドソフト®軟膏………68
【ふ】
腹腔内穿孔……………………70
腹直筋外側縁…………………59
腹直筋皮弁………………27, 33, 42
腹部……………………………59
腹壁正中………………………59
部分切除術…… 14, 16, 21, 24, 25
【へ】
米国形成外科学会……………52
ヘパリン類似物質軟膏………68
変形……………………………44
【ほ】
放射線照射例…………………80
ホスピタブル・ロング®………71
ボリュームの不足………… 37, 72
【ま】
マーキング………………… 59, 63

麻酔……………………………57
【ゆ】
遊離深下腹壁動脈穿通枝皮弁…… 27, 73
【よ】
余剰皮膚………………………4
予定脂肪注入量………………55
【り】
両側乳がん……………………21

欧文

【A】
abdominal advancement flap：AAF ……………………16
adipose stromal cells：ASC ……57
anatomical type ………………27
【B】
BRAVA® …………………52, 67
【C】
Coleman technique ………53, 64
【D】
DIEP flap …… 27, 33, 42, 44, 73
【F】
fertilization ……………………80
【G】
Goldilocks mastectomy …………8
【I】
IMF incision ……………………12
IMF-based incision ……………4
infra mammary fold：IMF …… 4
【K】
Kamakuraら ……………………53
Khouriら ………………………67
【N】
NAC-recentralization ……………21
neo-IMF ……………………17, 19
nipple-areola complex：NAC 8, 11
nipple-sparing mastectomy：NSM
…… 2, 11, 27, 30, 39, 54, 65, 74, 75
Noogleberry® ……………………68
【O】
oncology ………………………2

索　引　197

【P】
peau d'orange (sign) ········· 66, 83

【R】
revitalization ················ 53, 80
round type ························ 27

【S】
SGAP flap ························· 72
skate flap ························· 49
skin-sparing mastectomy：SSM
 ······················ 8, 30, 41, 54, 75
star flap ··························· 47

stromal vascular fraction：SVF
 ······································ 57

【T】
tattoo ······················ 45, 47, 49
texture type ····················· 27
tissue expander：TE
 ················ 12, 28, 42, 52, 79
total mastectomy：BT
 ························· 54, 65, 74
tumescent 麻酔 ············· 59, 61

【V】
VECTRA® ························· 55
volume displacement technique
 ······································ 24
volume replacement technique
 ································ 16, 25

【Y】
Yoshimura ら ···················· 53

数字
3D 画像 ···························· 26

乳房オンコプラスティック・サージャリー 2
― 症例から学ぶ手術手技 ―

〈検印省略〉

2017年9月 1 日　第1版第1刷発行

定　価（本体12,000円＋税）

編　集	矢野 健二，小川 朋子，佐武 利彦
発行者	今井　良
発行所	克誠堂出版株式会社
	〒113-0033　東京都文京区本郷3-23-5-202
	電話　03-3811-0995　　振替　00180-0-196804
	URL　http://www.kokuseido.co.jp

印刷・製本：株式会社シナノパブリッシングプレス
イラストレーション：勝山 英幸
デザイン・レイアウト：佐野裕子，株式会社MOデザイン室

ISBN 978-4-7719-0487-3 C3047　￥12,000E
Printed in japan ©Kenji Yano, Tomoko Ogawa, Toshihiko Satake, 2017

● 本書の複製権・翻訳権・上映権・譲渡権・公衆送信権（送信可能化権を含む）は克誠堂出版株式会社が保有します。
● 本書を無断で複製する行為（複写，スキャン，デジタルデータ化など）は，「私的使用のための複製」など著作権法上の限られた例外を除き禁じられています。大学，病院，診療所，企業などにおいて，業務上使用する目的（診療，研究活動を含む）で上記の行為を行うことは，その使用範囲が内部的であっても，私的使用には該当せず，違法です。また私的使用に該当する場合であっても，代行業者等の第三者に依頼して上記の行為を行うことは違法となります。
● JCOPY 〈(社)出版者著作権管理機構　委託出版物〉
本書の無断複写は著作権法上での例外を除き禁じられています．複写される場合は，そのつど事前に(社)出版者著作権管理機構（電話 03-3513-6969, Fax 03-3513-6979, e-mail：info@jcopy.or.jp）の許諾を得てください．

こちらもぜひご覧ください

ココから始まった！　　　　　　　　　　　　　　　ずっと売れてます!!

乳房オンコプラスティックサージャリー
根治性と整容性を向上させる乳がん手術

編集　大阪大学形成外科 **矢野健二**　三重大学乳腺外科 **小川朋子**

乳腺外科医、形成外科医必携
美しい乳房のための 術式・コツ・ピットフォール を整理。
これからの乳がん手術はこれだ！

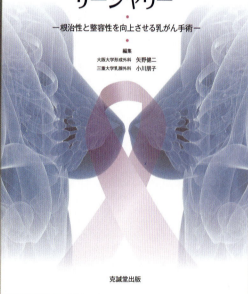

- ●B5変判　230頁
- ●定価（本体￥13,000＋税）
- ●2014年刊行
- ●ISBN 978-4-7719-0421-7 C3047

本書の内容

第1章　乳癌手術の基礎知識
執筆：照屋なつき・岩瀬拓士・小川朋子・座波久光
1. 乳癌手術
2. oncoplastic surgery
   Introduction&history／
   Preoperative & intra-operative planning／整容性評価方法

第2章　乳房温存術と oncoplastic surgery
執筆：小川朋子・座波久光・矢野健二・茅野修史・藤本浩司・泉憲・藤川昌和・淺野裕子
1. Volume displacement technique
   乳腺弁／Round block technique／
   Lateral mammaplasty（Racquet mammaplasty）／
   Medial mammaplasty／
   Inverted-T mammaplasty（乳頭乳輪合併切除）／B-plasty
2. Volume replacement technique
   Abdominal advancement flap／Crescent technique／
   乳房下溝線部脂肪筋膜弁／広背筋皮弁／穿通枝皮弁／
   有茎穿通枝皮弁／大腿内側遊離穿通枝皮弁／脂肪注入
3. 手技の組み合わせ

第3章　乳房切除と oncoplastic surgery
執筆：矢島和宜・岩平佳子・矢野健二
1. エキスパンダー／インプラントを用いた再建
   一次再建／二次再建／術後合併症と対策
2. 自家組織による再建
   広背筋皮弁／DIEP flap

克誠堂出版株式会社
http://www.kokuseido.co.jp/
〒113-0033 東京都文京区本郷3-23-5-202
TEL: 03-3811-0995　FAX: 03-3813-1866

本書の感想もお待ちしております！
書籍編集部 担当：大澤・堀江
bcd04314@nifty.com

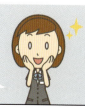